현장 응급처치

이창희 · 엄기매 · 기은영 · 김상수 · 김은미 · 명형옥
이숙희 · 이슬기 · 이영석 · 이태훈 · 정준호 · 지현경

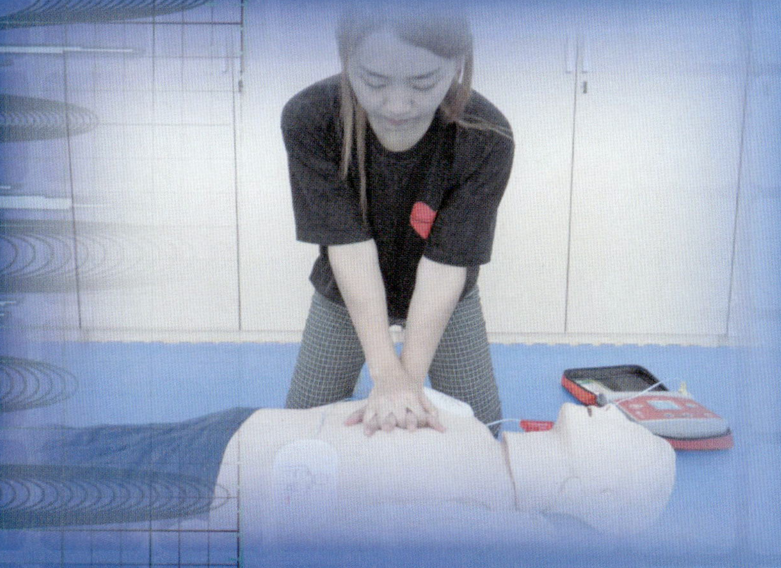

청구문화사

머리말

우리 모두가 누리고 있는 일상의 행복은 평소에 행복이라 칭하지 않는다. 다만 그것을 잃었을 때 행복이었음을 깨닫곤 한다. 이러한 측면에서 볼 때 이 세상의 많은 지식들 중 응급처치에 대한 것은 간단하면서도 가장 빛나는 보석과 같은 것임을 불의의 사고를 당한 순간에 느끼게 된다.

아무리 과학과 기술이 발달하더라도 불의의 사고를 막을 방법은 인간의 주의와 예방, 그리고 응급처치의 방법을 알고 행하는 것뿐이라 할 수 있겠다.

계속되는 심장질환과 뇌혈관질환 등의 응급질환, 교통사고 증가 등의 안전사고가 빈번하게 발생하고 있다. 이러한 예기치 않은 응급상황은 예고 없이 우리의 생활전반에 걸쳐 일어날 수 있기 때문에 전 국민 모두가 응급처치의 중요성에 대해 인식하고 배울 필요가 있다.

이 책은 시대에 따라서 조금씩 변화되는 응급처치의 이론·실기 부분을 가장 적절하게 반영하였고, 누구나 쉽게 적용할 수 있는 방법을 소개하였으므로 응급 시 처치방법을 이 교재에서 찾을 수 있을 것이다.

갑자기 발생한 사고현장이 당황스럽고 긴장되겠지만 평소 익혀둔 심폐소생술과 간단한 응급처치를 할 수 있다면 응급환자의 예후는 상상 이상으로 많이 달라질 것이다. 이를 위해 일반인부터 보건의료를 배우는 학생들, 그리고 체육학을 전공하는 학생 등 모든 대상에게 필요한 내용들을 수록하였다.

지금 이 순간도 누군가는 애절한 마음으로 도움을 요청하고 있을 것이다. 그것이 국소적 손상이든 주요 외상이나 내과적 손상이든 환자의 입장에서는 너무나도 다급한 것이다.

전 국민이 안전의식을 고취하고, 응급상황에 대한 적절한 방법을 알고 있다면 훨씬 더 살기 좋은 세상으로 자리하게 될 것이라는 기대를 갖는다. 여러분들의 각별한 관심과 애정을 기대하면서, 좋은 책이 될 수 있도록 앞으로도 계속 수정·보완해 나갈 것을 다짐 드린다.

끝으로 이 책의 출판을 위해 물심양면으로 도와주신 청구문화사 이상태 사장님, 교재개발을 위해 도와준 전주기전대학교 응급구조과 졸업생, 남서울대학교 응급구조학과 재학생들에게 고마움을 전한다.

2013년 6월

저자 일동

차　례

제3장 응급상황 시 응급구조활동원칙 … 43

제4장 충격 … 59

제5장 기도폐쇄 … 69

제8장 출혈 ··· 105

제9장 근 · 골격계 손상 ··· 129

chapter 1

인체조직과 생리

제1장 인체조직과 생리

1. 소화기계

소화계의 기본 체계는 입과 입안(구강)에서 시작된다. 입과 입안은 입술, 잇몸, 치아 및 혀로 구성되어 있으며 입안의 앞쪽은 입술과 개방되어 있고 뒤쪽은 인두와 통해 있다.

구강과 코안(비강)을 막아주는 입천장을 구개라 일컬으며, 앞 2/3부위를 단단입천장(경구개), 뒷부분을 물렁입천장(연구개)이라 칭한다. 코안과 후두 사이에는 기도부가 있는데 이곳으로 공기가 유통된다. 기도 이하의 구조를 살펴보면 다음과 같다.

(1) 식도

인두와 위 사이의 소화관으로 길이는 약 25cm 정도이다. 기관 뒷부분에 위치하고 가슴부와 심장 뒤쪽을 지나 가로막을 거쳐서 위 들문부에 이어진다.

(2) 위

식도로부터 인계된 음식물을 소화하는 기관으로서 탄수화물과 단백질이 일단계로 소화되며 그중 소량이 위 점막에서 흡수된다. 식도와 위가 연결되는 곳을 들문, 위와 샘창자가 연결되는 곳을 날문이라 한다.

(3) 작은창자(소장)

위와 큰창자 사이에 있는 소화관으로 샘창자(십이지장), 빈창자(공장), 돌창자(회장)로 구성되며 길이는 약 7m 정도이다. 이자(췌장)와 간에서 소화액을 얻고 장액을 분비하여 소화를 돕는 기능을 담당한다. 작은창자 내면을 살펴보면 융모로 덮여있는데, 이곳에서 단백질, 지방, 탄수화물 등이 소화 흡수된다. 또한 이곳은 동맥과 정맥이 많이 분포되어있어 외상이나 배부위 손상 시 자주 대출혈이 발생한다.

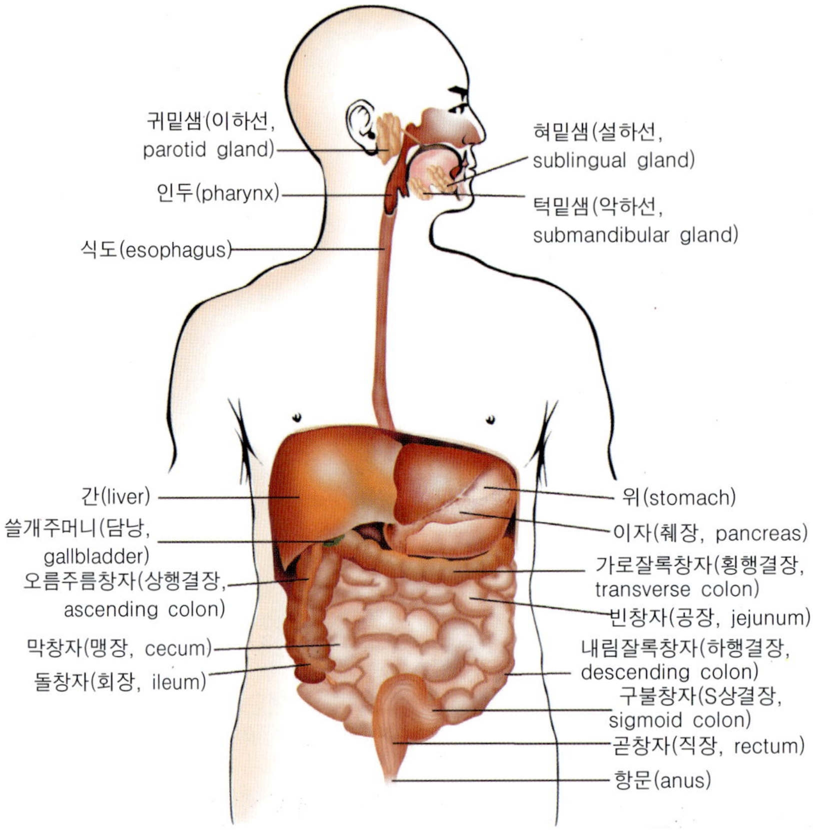

그림 1-1 소화기계통

(4) 큰창자(대장)

돌막창자판막(회맹판)에서 항문에 이르는 곳을 말하며 길이는 약 1.5m 정도의 소화관으로 막창자(맹장), 막창자꼬리(충수), 잘록창자(결장), 곧창자(직장), 항문관으로 구성되어 있다. 특히 막창자는 오름창자(상행결장)가 시작되는 곳에 주머니처럼 늘어져 있으며 그 끝에 붙어 있는 가늘고 긴 막창자꼬리에는 염증이 자주 발생한다.

(5) 돌막창자판막

돌창자의 끝 부분에 막창자가 시작되는 곳을 말한다. 큰창자는 소화기능이 없고 하루에 400mL의 수분과 무기염, 비타민 등도 흡수하며 비타민 K, B, 아미노산을 생산하기도 한다.

1) 소화기계의 부속기관

소화기계의 부속기관으로는 여러 가지가 있으며 그 중 하나가 침샘이다. 침샘에는 귀밑샘, 턱밑샘, 혀밑샘의 3가지가 있는데 하루에 약 1,000~1,500mL의 침을 분비한다. 침의 기능으로는 구강을 건조하지 않도록 해주며 입안의 음식물을 잘 섞어서 화학적으로 분해하여 일차적으로 소화시킨다.

(1) 치아

성인의 경우 간니(영구치)는 32개로 음식물을 잘게 부수는 작용과 발음 및 얼굴표정과도 밀접한 관련이 있다.

(2) 간

인체장기 중 혈액을 가장 많이 보유하고 있는 혈관성 고형장기로 복부 오른쪽 상층에 위치한다. 기능으로는 해독 및 식균작용, 혈액응고작용, 대사작용, 포도당, 단백질 저장 및 쓸개즙 생산도 한다. 혈관분포가 매우 많기 때문에 파열되기 쉬워 배부위나 가슴부위의 강한 충격 시 흔히 손상을 받는 곳이다.

(3) 쓸개(담낭)

간 아래에 위치하며 쓸개즙을 저장하고 농축한다.

(4) 이자(췌장)

제1~2 허리뼈 높이에서 위의 큰굽이(대만, greater curvature)를 따라 위치해 있으며 머리, 몸통, 꼬리 3부분으로 나눈다. 강한 소화효소를 생성하는 장기이며 손상 시 소화효소의 복강내 분비로 염증성 복막염을 유발하여 심한 통증을 일으킨다.

(5) 지라(비장)

왼위 배부위에 위치하며 외상으로 인해 파열되기 쉬워 대량 실혈의 원인이 된다. 좌측 9~12번 갈비뼈 골절 시 지라손상이 흔히 발생한다. 신속한 처치가 필요하다.

2) 복강 내 고형장기와 공동장기

고형장기(solid organ)는 혈관이 집중되어 있어 외상 시 대량 출혈이 발생될 수 있다. 고형장기로는 간, 지라, 이자, 콩팥, 난소가 있는데 외상이 있는 경우에는 출혈 위험성을 고려해야 한다.

공동장기(hollow organ)는 고형장기처럼 출혈에 민감하지 않지만 파열시 내용물의 유출로 복막자극이 심화되어 급성복막염이 될 수 있다.

공동장기로는 위, 작은창자 및 큰창자, 쓸개, 방광 및 자궁이 있다.

2. 호흡기계

호흡은 생명에 필수적인 요소이며 호흡이 중단되면 생명을 유지할 수 없다.

호흡이란 심장 혈관계와 같이 작용하며 허파에 들어온 산소를 허파조직으로 운반하여 주고 대신 몸조직에서 돌아온 노폐물인 이산화탄소를 폐를 통해 몸 밖으로 내보내는 것을 말한다. 즉 이러한 호흡계의 기능에 문제가 발생한 환자는 병원으로 후송되기 전 응급한 현장에서 흔히 접할 수 있다. 이때 호흡계의 기도유지관리는 환자의 생사를 결정하는 매우 중요한 처치이며 모든 응급처치의 기본이 된다고 하여도 과언이 아닐 것이다.

호흡기계는 기도(숨길)와 허파로 구성되어 있다. 숨길(기도)은 코와 입에서 시작되는데 위호흡기계를 지나 기관을 따라 허파로 들어가게 된다.

위호흡기계의 기능은 첫째, 공기를 아래호흡기계로 전달하는 것. 둘째, 물질로부터 아래호흡기계를 보호. 셋째, 흡입된 공기를 따뜻하게 하고 여과시키며 습기를 포함하도록 하는 일이다.

아래호흡기계는 기관 기관지(tracheobronchial tree)라고도 불리는데 ① 기관(trachea) ② 왼·오른기관지(Rt. and Lt. bronchus) ③ 세기관지(segmental bronchi) ④ 아래세기관지(subsegmental bronchi) ⑤ 말단세기관지(terminal bronchioles)로 구성되어 있다.

기관은 성인의 경우 길이가 10~12cm, 직경 2~2.5mm이고 5번째 등뼈에서 왼·오른기관지로 갈라진다.

아래호흡기계의 주요기능은 첫째, 허파꽈리까지 공기를 전달하는 것. 둘째, 점액과 섬모의 청결작용. 셋째, 허파의 표면활성제 생성을 들 수 있다.

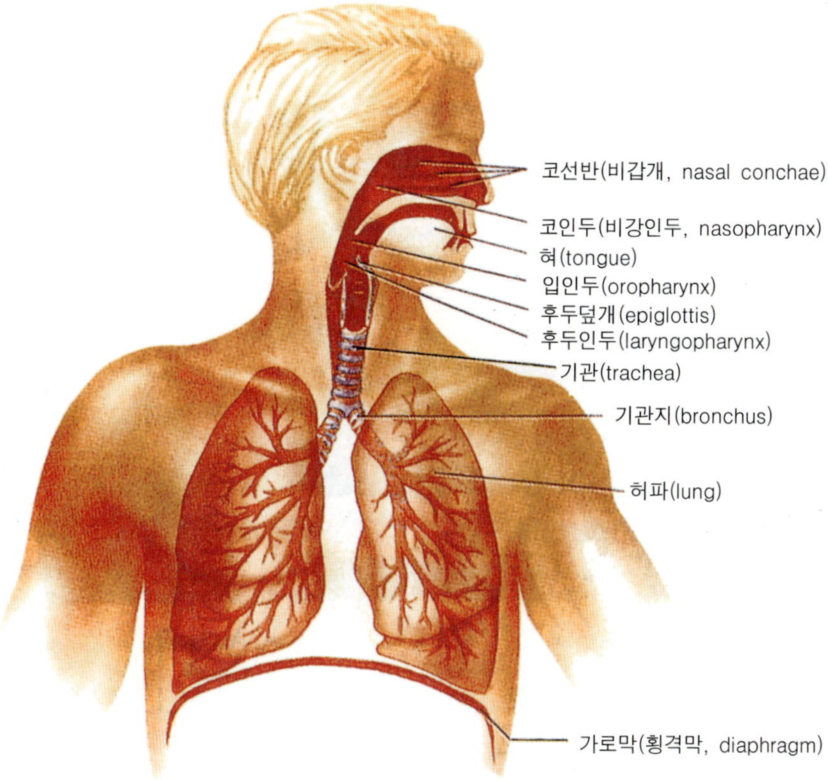

그림 1-2 **호흡계통**

허파는 오른허파가 600~650g이며 총 환기량이 55%를 차지하고 왼허파는 525~575g으로 환기량의 45%를 차지한다.

기관지의 끝에는 허파꽈리(alveoli)라고 불리는 작은 공기주머니로 되어 있다. 허파꽈리는 2~6억 개가 있으며 평균 허파꽈리의 표면적은 40~100㎡이다.

산소와 이산화탄소의 교환은 허파꽈리의 세포벽과 모세혈관을 통해 산소는 혈액의 안으로, 이산화탄소는 밖으로 이동된다.

공기는 숨을 들이쉴 때(들숨) 허파 내부로 들어가고 숨을 내쉴 때(날숨) 허파 밖으로 나오게 된다. 또한 숨을 들이 쉴 때면(들숨) 가슴근육(흉근)과 가로막(횡격막)이 수축을 한다. 이때 가슴이 확장되고 공기가 허파 속으로 들어간다. 숨을 내쉴 때에는(날숨) 가슴근육(흉근)과 가로막은 이완되어 허파 속의 공기가 허파 밖으로 나오게 된다.

인체의 호흡조절은 수의적 조절과 불수위적 조절 두 가지 모두 실시할 수 있다. 자기의 의지(수의적 조절)대로 또는 그와는 상관없이(불수의적 조절) 호흡은 일차적으로 화학적, 물리적 그리고 신경반사에 의해서 조절되는 불수의적 작용으로서 인체 내 산소와 탄산가스농도를 조절한다. 호흡의 일차적 조절은 뇌줄기(뇌간, brain-stem)에 위치한 호흡조절중추로부터 이루어진다.

정상인에서 호흡활동의 증가 또는 감소작용을 일으켜서 호흡수를 결정하는 것은 혈액 내 이산화탄소의 농도이다.

혈류내의 이산화탄소의 고농도 상태는 화학수용기를 자극하여 호흡활동을 증가시키고, 반대로 저농도의 이산화탄소는 호흡활동을 감소시킨다.

정상적인 성인의 호흡수는 1분에 12~20회, 어린이는 약 20~30회이며 영・유아는 약 30~35회 정도이다. 성인 1회 호흡 시 호흡량은 약 500㎖ 정도이다. 이런 호흡(breathing) 과정은 불수의적으로 이루어지며 대뇌에서 조절한다.

이런 호흡과정 중 호흡수에 가장 많이 영향을 미치는 요인은 발열(fever), 불안(anxiety), 산소결핍 및 출혈상태이며 이때에는 호흡수가 증가한다. 즉 숨을 들이쉴 때(들숨)에 공기가 허파를 채우게 되고 이때 공기 중의 산소는 혈액 중의 헤모글로빈과 결합한다. 산소와 결합된 혈액은 몸의 모든 부분으로 산소를 운반한다. 또 호흡계는 숨을 내쉬는(날숨) 과정을 통해 이산화탄소를 몸 밖으로 배출시켜 준다.

표 1-1 평균 공기량과 허파용적

<table>
<tr><td rowspan="4">허파용량(6L)
(total lung capacity : TLC)</td><td rowspan="3">허파활력량(4.8L)
(vital capacity : VC)</td><td>들숨 예비용적(3.1L)
(inspiratory reserve volume : IRV)</td><td rowspan="2">들숨 용량(3.6L)
(inspiratory capacity : IC)</td></tr>
<tr><td>1회 호흡량(0.5L)
(tidal volume : TV)</td></tr>
<tr><td>날숨 예비용적(1.2L)
(expiratory reserve volume : ERV)</td><td rowspan="2">기능적 잔기량(2.4L)
(functional residual capacity : FRC)</td></tr>
<tr><td>잔기용적(1.2L)
(residual volume : RV)</td><td>잔기용적(1.2L)
(residual volume : RV)</td></tr>
</table>

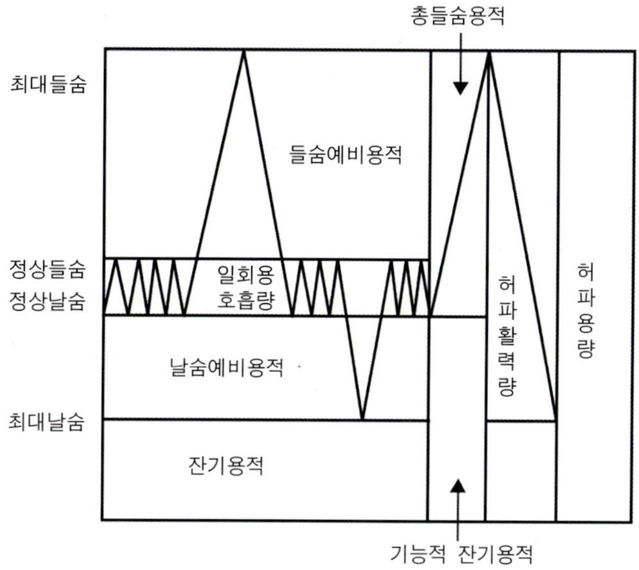

그림 1-3 허파용적

3. 순환기계

순환계는 호흡기계와 같이 신체의 모든 세포에 산소와 영양분을 공급한다. 순환계는 심장, 혈액, 그리고 혈관 등으로 구성되어 있다.

그중 심장은 깔대기(cone-shaped) 모양을 하고 있으며 복장뼈(흉골) 전면에 위치하고 있다. 심장의 1/3은 복장뼈(흉골)의 우측에, 2/3는 복장뼈(흉골)의 왼쪽(제3~6갈비연골 사이)에 위치하고 있다. 심장의 무게는 평균적으로 남자의 경우 300~350g 정도이며 여자는 약 250~300g 정도이다. 그러나 체격이 크고 근육운동을 실시하는 경우의 심장은 상당히 크고 가냘픈 여자에게서는 작은 심장을 볼 수 있다.

심장은 근육과 판막으로 구성되어 있으며 판막은 얇고 섬세한 막으로 구성되어 있다. 심장의 생리적인 기능을 살펴보면 펌프작용을 실시함으로써 몸 전체에 혈액이 순환되도록 하며 정맥혈을 허파로 보내어 그곳에서 산소를 섭취하고 탄산가스를 배출시킨다. 심장은 훈련이 가능하며 적응시킬 수 있다.

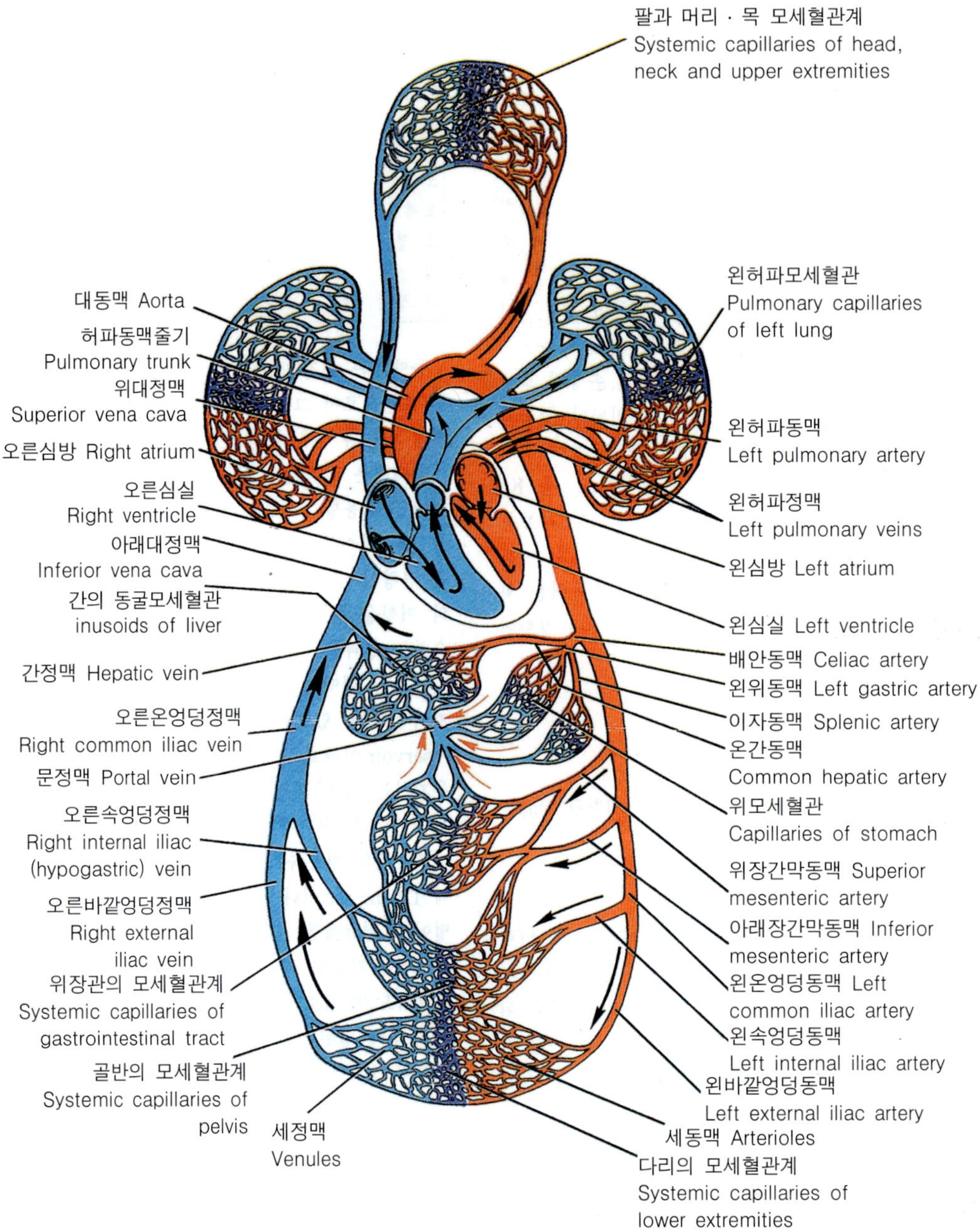

그림 1-4 허파순환과 온몸순환

규칙적인 운동은 심박출량을 증가시키고 심박동수는 감소시킨다. 그러므로 운동선수들은 앉아서 일하는 직업을 가진 사람들 박동수의 1/2에 불과한 1분에 40회 정도로 낮은 경우도 있다. 심박동은 심장의 수축을 의미하는데 심근의 수축 시 혈액은 심실로부터 동맥으로 들어가며 이때를 수축기(systolic)라고 부른다.

연이은 이완기 동안 심실에 혈액이 다시 채워질 때를 심장의 확장기(diastolic)라 불리며, 이때 판막은 건강한 상태에서 혈액이 심방으로부터 좌・우심실로 들어오고 심실로부터 심방으로 역류하는 것을 막는 작용을 한다. 심장은 동맥과 정맥을 통해 혈액을 신체에 골고루 순환시킨다.

동맥(arteries)은 허파동맥을 제외하고는 심장으로부터 산소가 풍부한 혈액(동맥혈)을 심장에서 신체말초로 운반하는 기능을 수행하며, 동맥내 혈액압력은 크다.

중요동맥으로는 대동맥(aorta)으로 오름대동맥, 가슴대동맥, 배대동맥이 있으며 빗장밑동맥(subclavian a.), 속바깥목동맥(internal and external carotid a.), 겨드랑이동맥(axillary a.), 위팔동맥(brachial a.), 노동맥(radial a.), 엉덩동맥(co-mmoniliac a.), 넙다리동맥(femoral a.)이 있다. 세동맥(arterioles)은 동맥의 가장 가는 가지로서 혈액의 배분과 혈압의 유지에 중요한 기능을 한다.

동맥은 차츰 가지를 뻗어 가늘어지다가 결국은 아주 가는 모세혈관이 된다.

모세혈관(capillaries)은 세동맥이 종지하는 부위로서 동맥계화 정맥계가 연결되는 곳에 위치한다.

모세혈관의 벽은 단세포 두께이고 기능으로는 신체의 모든 조직세포에 혈액을 보내면서 산소공급과 가스, 영양물, 대사노폐물 그리고 체액이 교환되는 곳이다.

혈액 속에 있던 산소를 모든 세포에 공급하고 나면 산소가 부족한 혈액이 정맥을 따라 심장으로 다시 운반된다.

정맥(veins)은 동맥에서보다 20배나 적은 압력하에 있으며 심장으로 혈액의 귀환은 정맥주위근의 도움과 혈액의 역류를 막는 판막에 의해 도움을 받는다.

세정맥(venules)은 모세혈관상을 출발하는 정맥계의 처음의 정맥으로서 심장으로 혈액을 귀환시키는 정맥혈관계의 가장 작은 혈관가지이다.

중요정맥으로는 위・아래정맥(superior and inferior venae cavum), 속・바깥정맥(internal and external jugular veins), 궁둥정맥(innominate vein), 엉덩정맥(iliac vein)과 넙다리정맥(femoral vein)이 있다.

심장은 이 정맥혈을 허파로 보내 새로운 산소공급을 받아 동맥혈이 되게 한 다음 다시 전신으로 뿜어 보낸다. 이를 "순환 사이클"이라고 한다.

1) 혈액순환(Blood circulation)

온몸순환(greater circulation) : 왼심실 → 대동맥 → 모세혈관 → 정맥 → 오른심방
허파순환(lesser circulation) : 오른심실 → 허파동맥 → 허파 → 허파정맥 → 왼심방

2) 혈액(Blood)

유형성분(formed elements)인 혈구(blood cell)와 액체성분(fluid elements)인 혈장(plasma)으로 구성된 비중 1.055~1.065, pH 7.4인 선홍색 혹은 암점색의 유동체로 되어 있다. 혈액량은 체중의 약 6~8%이다. 즉 체중이 70kg인 경우 평균 7%로 계산하면 약 5L 정도이다.

3) 심장의 주기(Cardiac cycle)

심장이 수축을 시작할 때부터 다음에 오는 심방수축이 시작될 때까지를 심장 주기라 한다.

① 정상 심박수(Heart rate) : 약 70~80회/분
② 정상 1회 박출량(Stroke volume) : 약 70~80ml
③ 심박출량(Cardiac output) = 심박동수 × 1회 박출량
④ 구분 : 심방수축기 — 0.11초
　　　　심방수축기 — 0.27초
　　　　심실확장기 — 0.42초
⑤ 소요시간 : 0.8초

4) 심장에서 박출되는 혈액량의 분포

뇌 — 15%, 심장 — 5%, 간장 및 장 — 30%, 콩팥 — 20%, 전신 — 30%

4. 신경계

해부학적으로 신경계는 중추신경계와 말초신경계로 구분한다. 중추신경계는 뇌(대뇌, 소뇌, 다리뇌, 숨뇌)와 척수로 구성되어 있다. 중추신경계는 모든 신체기능들을 조절하고 의식을 유지하며, 외부환경을 인식하게 하며 모든 수의적인 운동과 불수의적인 신체기능을 조절한다.

신경계는 뉴런(neuron)이라 불리는 아주 특수화된 세포들로 이루어져 있는데 중추신경계 뉴런은 어떤 보호신경집도 가지고 있지 않다는 점에서 말초신경계 뉴런과 다르다. 이런 이유로 중추신경계의 뉴런에 손상이 가해진 경우 세포의 재생이나 복구가 잘 일어나지 않는다.

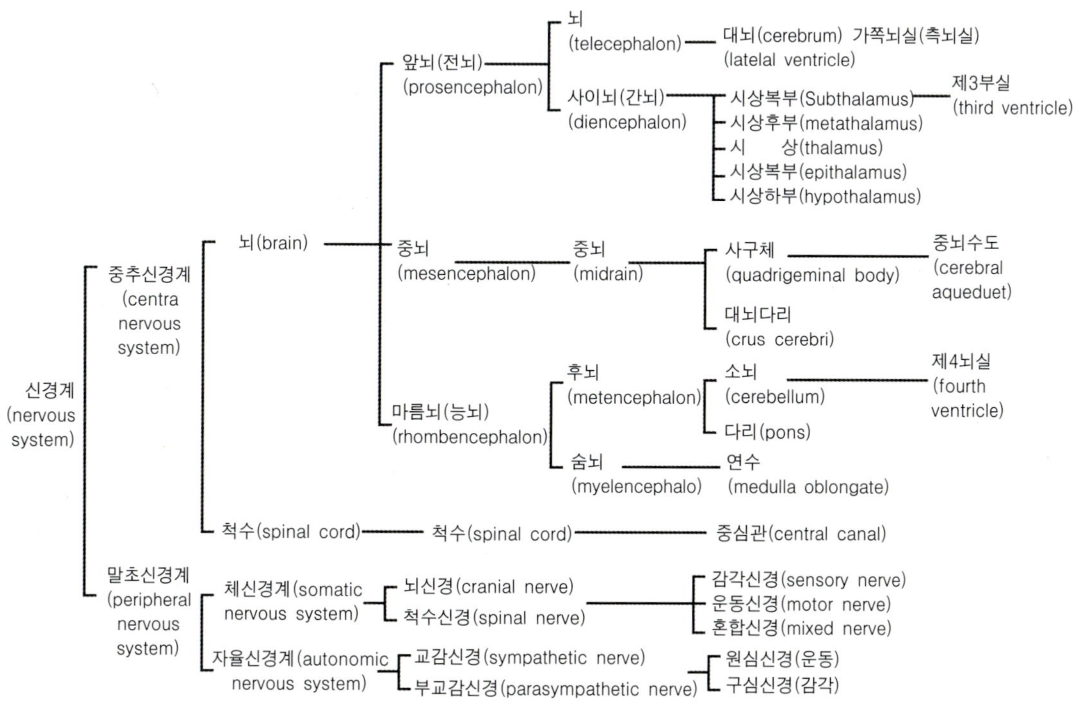

신경계의 구분

1) 뇌(Brain)

뇌는 인간이 기능하는데 필수적인 몇 개의 영역(대뇌, 소뇌, 다리뇌, 숨뇌)으로 세분화되어 있다. 대뇌는 뇌용량의 3/4를 차지하고 회백질로 구성되어 있으며 의식적인 사고, 성격, 언어, 운동성 조절 그리고 시각, 청각, 촉각 및 지각의 중추이다.

대뇌는 다시 몇 개의 엽으로 구성되어 있다. 이마부 영역은 앞쪽에 있으며 성격을 조절한다. 마루부 영역은 위쪽과 뒤쪽에 위치하는데 운동 및 감각활동을 지휘한다. 뒤통수부 영역은 뒤쪽과 아래쪽에 위치하는데 시각을 책임지고, 양 옆에 있는 관자엽은 청각과 언어를 조절한다.

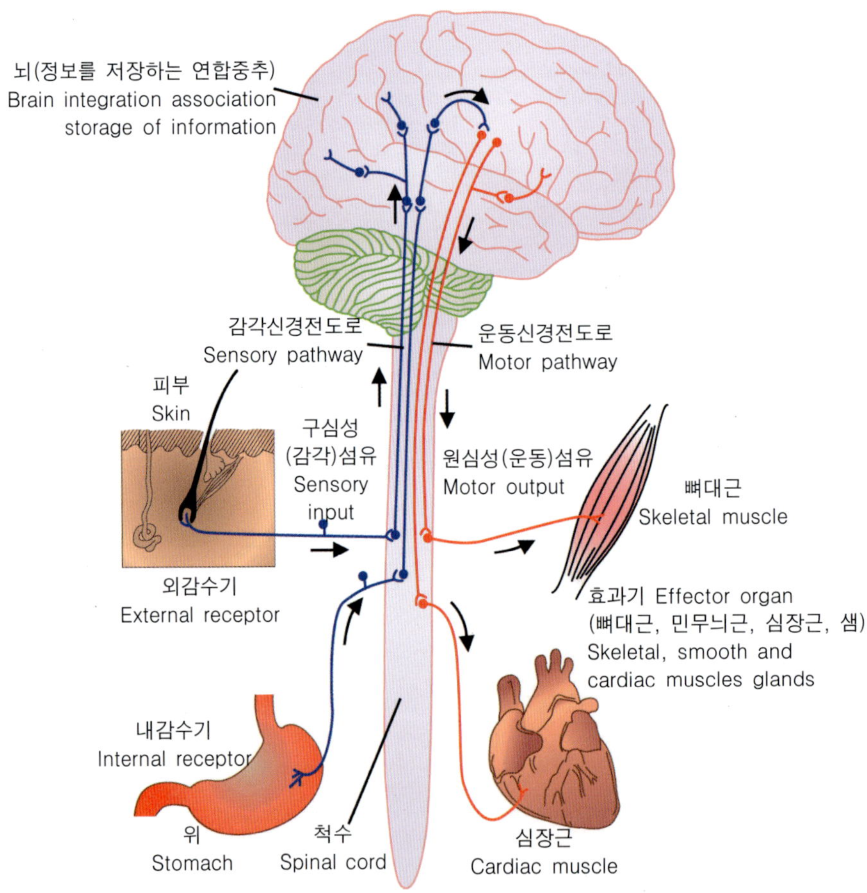

그림 1-5 신경계의 기본 모식도

대뇌세로틈새라고 부르는 구조물이 대뇌를 우측 및 좌측 반구로 나누고 있다. 인대로 된 칸막이 격인 대뇌세로틈새는 뇌머리뼈의 아래쪽과 위쪽면에서 두개강 안쪽으로 펼쳐져 있다. 대뇌세로틈새에 대응하는 뇌구조물은 중앙틈새라 불리는 대뇌틈새이다. 이 틈새는 물리적으로 대뇌를 좌측과 우측 반구로 나누는데 각 반구는 반대측 신체의 활동들을 조절한다.

천막은 유사한 섬유성 판막으로서 뒤통수부 영역내에 위치하는데 대뇌세로틈새와 직각되게 뻗어 있다. 이것은 대뇌를 소뇌와 구분하고 있다. 동공의 크기를 조절하는 제3뇌신경은 바로 이 지역을 통과한다. 따라서 부종이나 출혈로 인해 뇌의 위치가 전위되었거나 두개내압이 상승하면 제3뇌신경이 압박되어 동공이상이 나타날 수도 있다.

소뇌는 천막의 바로 아래에 위치하는데 대뇌의 뒤쪽과 아래쪽에 놓여 있다. 소뇌는 신체 운동기능을 조절하는 역할을 하며 신체가 어떤 체위에서 다른 체위로 부드럽게 움직일 수 있도록 해주고 근육의 긴장도를 유지하는 역할도 한다.

다리뇌는 소뇌, 대뇌 그리고 척수의 상부를 서로 연결하고 있다. 이것은 숨뇌의 직상부에 붙어 있는 구형의 구조물이다. 다리뇌는 중추신경계 외 척수의 여러 구성요소들 사이에서 상호・전달 장소의 역할을 한다.

뇌머리뼈안에 존재하는 마지막 신경계 구조물은 숨뇌이다. 이것은 척수의 최상부에 볼록 부푼 모양을 하고 있으며 맥박수, 호흡, 혈압을 조절하는 기능을 가지고 있다. 이것은 대공의 바로 위에 있기 때문에 두개내압이 상승하면 이 구조물은 종종 압박된다.

2) 척수(Spinal cord)

중추신경계의 지시는 숨뇌를 떠나서 척수를 경유하게 되는데 척수는 신체의 주요 교신통로이다. 척수는 뇌 쪽으로 정보를 전달하고 뇌로부터의 명령을 전달하며 말초신경계를 통하여 이런 정보나 명령을 수집하거나 확산시킨다. 척주의 척추구멍의 대부분은 척수가 차지하고 있다. 만일 척추구멍에 부종, 변위 혹은 협착이 발생하면 척수가 손상을 받을 위험이 높다.

태내 발육의 초기에는 척수가 척추기둥 전체 길이의 끝까지 다 내려와 있다. 하지만 신경계의 특수화된 세포에 비하여 뼈대계통은 훨씬 빠르게 자란다. 태아가 완전히 자라면 척수가 척추기둥의 상부로 사실상 끌려 올라가는데 성인기에서 제2허리뼈 높이까지 올라와서 멈춘다. 성장하는 동안 척수신경의 신경뿌리가 더 낮은 부위에 있는 척추구멍 쪽으로 길게 늘어지게 되는데, 모양이 말의 꼬리처럼 보인다고 하여 마미라고 불린다. 이 부위가 진단목적으로 뇌척수액을 뽑을 때 바늘을 삽입하는 장소이다.

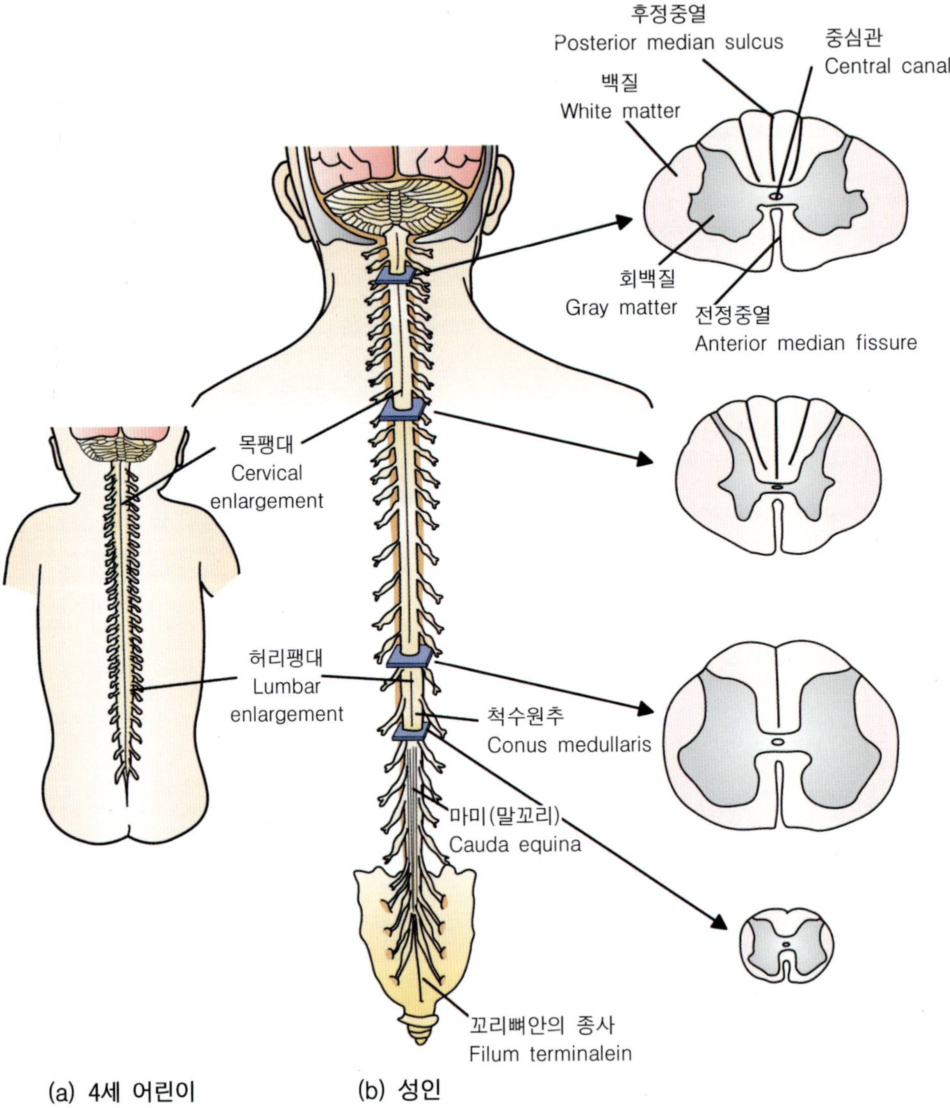

그림 1-6 어린이와 성인의 척수비교

말초신경은 중추신경계로부터 한 쌍씩 분리되는데 각 척추뼈들 사이와 머리뼈와 고리뼈 사이로 빠져 나온다. 이런 말초신경들은 다시 운동신경 경로와 자율신경 경로로 나뉘어져 신체에 분포한다.

자율신경계는 의식적 조절이 되지 않는 장기들을 조정하는 반면에 운동신경계는 뼈대근육과 피부절을 통제한다. 피부절이란 각각의 신경뿌리가 담당하는 신체의 해당구역을 일컫는 말이다. 말초신경뿌리가 척추에서 분지되어 나오므로 말초신경들은 신체의 더 아래부위의 감각을 지각한다.

하부 목뼈 및 제1등뼈 분지들은 상지의 뼈대근육 운동과 감각을 통제한다. 등뼈 분지들은 가슴우리(흉곽)와 등의 감각을 지배하는 반면에 허리뼈와 엉치뼈 분지들은 하지의 감각을 통제한다. 신체 4곳의 해부학적 위치에 관심을 가져야 하는데 왜냐하면 이 위치들이 척수의 통제분지를 쉽게 식별할 수 있는 대표적인 장소이기 때문이다. 이 위치는 목둘레 지역을 감각하는 제3목신경, 젖꼭지 지역을 감각하는 제4가슴신경, 배꼽지역을 감각하는 제10가슴신경 그리고 발바닥을 감각하는 제1엉치신경이다.

5. 근육뼈대계통

근육뼈대계통은 뼈대계통을 이루는 뼈와 근육, 건, 인대 등의 결합조직으로 구성되어 신체의 형태를 유지하고 안정성에 기여한다.

1) 근육(Muscle)

근육은 우리 인체를 지지하고 신체 운동을 가능하게 하는 조직의 한 형태로서 600여개가 있는데 일반적으로 뼈대근육, 민무늬근육, 심장근육으로 나눈다.

뼈대근육은 주로 수축과 이완에 의해 움직임을 조절하고, 이 움직임은 의식적으로 조절이 가능하며 자신의 의지에 의해 움직일 수 있기 때문에 수의근이라고 한다. 또한 모든 뼈대근육에는 동맥, 정맥 그리고 신경이 공급되어 있고 뼈와 신경, 혈관 등을 보호하는 기능도 있다.

뼈대근육은 신경계의 통제를 받으며 특정한 신체부위를 움직이라는 뇌의 지시를 받아 반응한다. 뇌세포와 척수로부터의 전기적 자극은 말초신경을 따라 각 근육에 전달되어 근육이 수축하게 되고 이러한 기전으로 관절에서의 움직임이 발생한다. 만일 정상적인 신경공급이 뇌손상, 척수손상 혹은 말초신경손상으로 없어지면 근육에 대한 수의적인 조절이 없어지고 근육은 마비가 된다. 심하지 않거나 부분적인 근육 손상은 주변 근육들이 대신 기능을 수행하기 때문에 기능의 이상 없이 운동 강도만 감소될 수도 있다.

민무늬근육은 인체에서 자동적으로 운동을 수행하여 불수의근이라고도 한다. 소화기, 비뇨기, 혈관, 허파기관과 같이 대부분 인체의 원통형 구조물에서 발견되고 이에 의해 구조물 안의 내용물을 내려 보내거나 통제를 하게 된다. 이러한 민무늬근육은 긴장, 열 배설 등 원초적인 자극에만 반응한다. 따라서 각 개인은 민무늬근육을 수의적으로 조절할 수 없다.

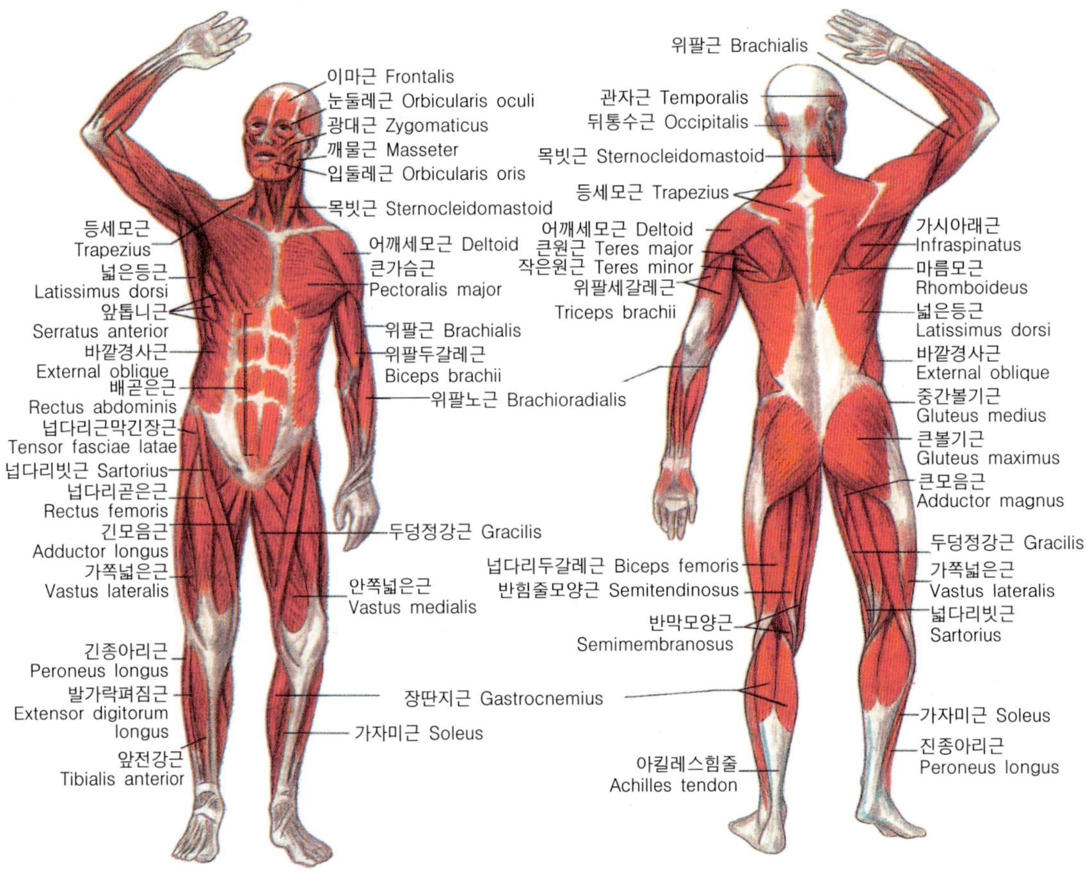

(a) 앞면 (b) 뒷면

그림 1-7 전신의 근육

심장근육은 혈액공급이 풍부하고 그 자체내에 조절계를 가진 불수의근이다. 심장근은 그 자체에 혈액공급이 지속적으로 이루어져야 하기 때문에 산소와 포도당 공급을 요한다.

2) 뼈대(Skeletal)

뼈대는 206개의 뼈로 구성되어 근육이 부착하는 틀이 된다. 중력에 대해 직립자세를 가능하게 하고 신체에 일정한 형태를 유지할 수 있게 한다. 또한 뼈대는 신체의 움직임이 가능하도록 구성되어 있다. 뼈는 중요한 내부 장기를 보호한다. 머리뼈는 뇌를 보호하고, 갈비뼈는 심장과 허파를 보호하며 척추는 척수를 보호한다.

모든 뼈의 중심부는 골수로 구성되어 있으며 골수는 적혈구를 만들어 낸다. 이렇게 적혈구를 저장하고 생산하여 혈류로 공급하는 기능을 가진 뼈는 살아있는 조직이다. 따라서 골절 시에는 뼈의 혈관손상으로 심한 출혈이 있고, 신경의 자극으로 심한 통증이 발생한다.

출생 시에는 모든 뼈가 완전히 발달되어 있지 않기 때문에 뼈가 형태를 지지하는 기능을 위해서는 단단함을 그대로 유지해야 한다. 그러나 어린이 뼈는 어른보다 유연하므로 쉽게 손상되지 않는다. 반면에 뼈는 나이가 먹을수록 약해지므로 작은 충격이나 부하에도 심각한 손상을 입을 수 있다.

뼈는 유기물과 무기물로 구성되는데 유기물은 세포와 세포간질을 구성하며 무기질은 주로 칼슘 및 인으로 구성된 무기염류이다. 유기물은 뼈에 제한된 유연성을 제공해 주고 뼈의 재생에 필요한 영양을 공급하며 무기염은 뼈의 강도와 경도를 결정해 준다.

뼈는 모양에 따라 주로 사지를 이루는 긴뼈와 손목관절, 발목관절을 구성하는 짧은뼈, 갈비뼈나 어깨뼈를 이루는 납작뼈, 척추골과 같은 불규칙골로 나누고, 구조에 따라 뼈의 겉층이 단단하고 치밀한 치밀뼈와 불규칙한 뼈잔기둥이 서로 얽히어 그물을 이루고 그 속에 골수가 들어있는 해면뼈로 나눈다.

넙다리뼈는 대표적인 긴뼈인데 이러한 긴뼈는 뼈몸통과 뼈끝으로 나뉜다. 넙다리뼈를 세로로 절단하는 표면은 치밀뼈로 덮여 있고 그 속에 해면뼈가 있으며 해면뼈의 그물망 안에는 골수가 차 있다. 한편 장골의 중간부분은 속이 비어 있어서 주로 지방세포를 함유하는 골수공간을 이룬다. 뼈를 둘러싸는 막을 뼈막이라고 하며 뼈와 뼈가 서로 연결되는 부위를 관절이라고 한다.

뼈대계통을 지지해주는 대표적인 신체조직에는 건, 인대, 연골 등의 결합조직이 있다. 건은 뼈에 근육을 부착시켜주는 역할을 하며 인대는 건과 유사한 구조물로서 뼈와 뼈를 연결시켜 준다.

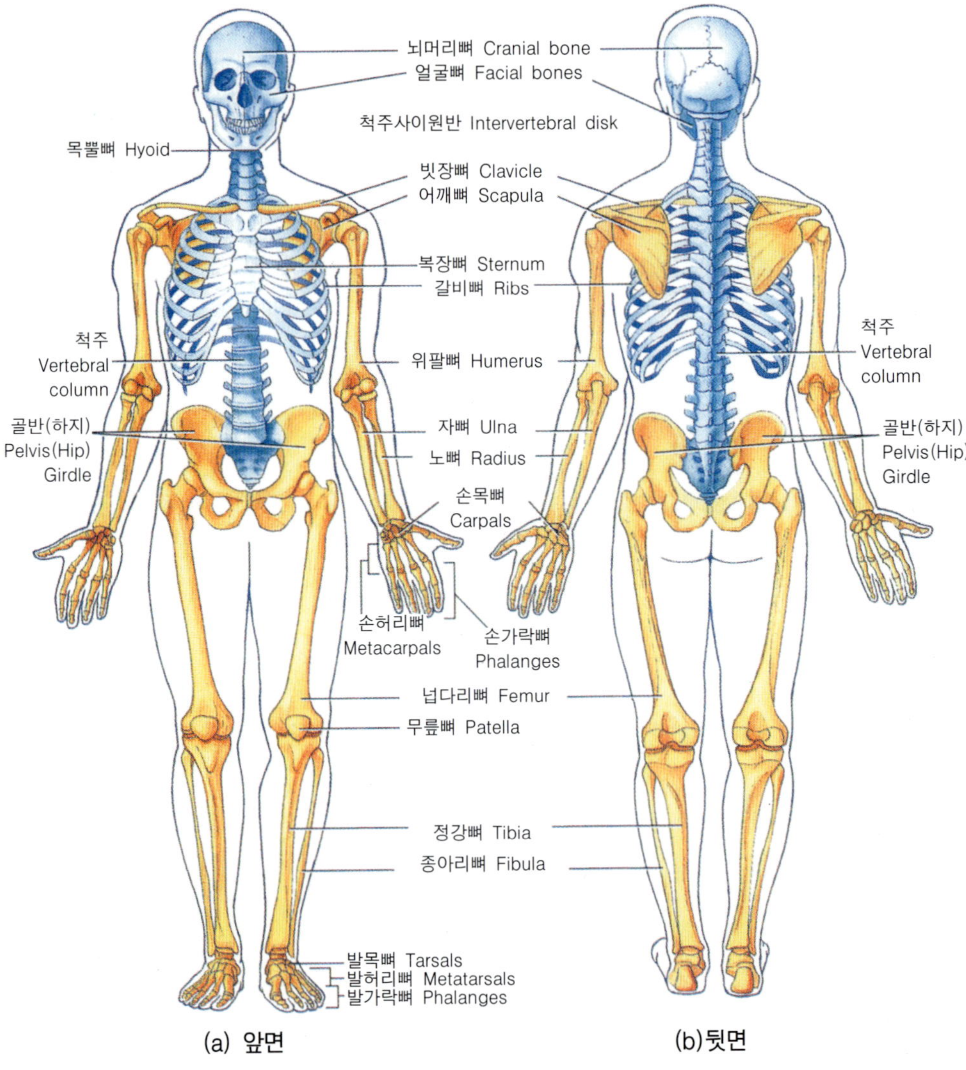

그림 1-8 인체의 뼈대계통

3) 관절(Joint)

2개의 뼈가 모여서 합쳐지는 곳에서 관절이 이루어진다. 관절의 대부분은 운동기능을 가지고 있지만 머리뼈와 같이 뼈들이 서로 융합되어 내용물을 보호하는 기능을 갖기도 한다.

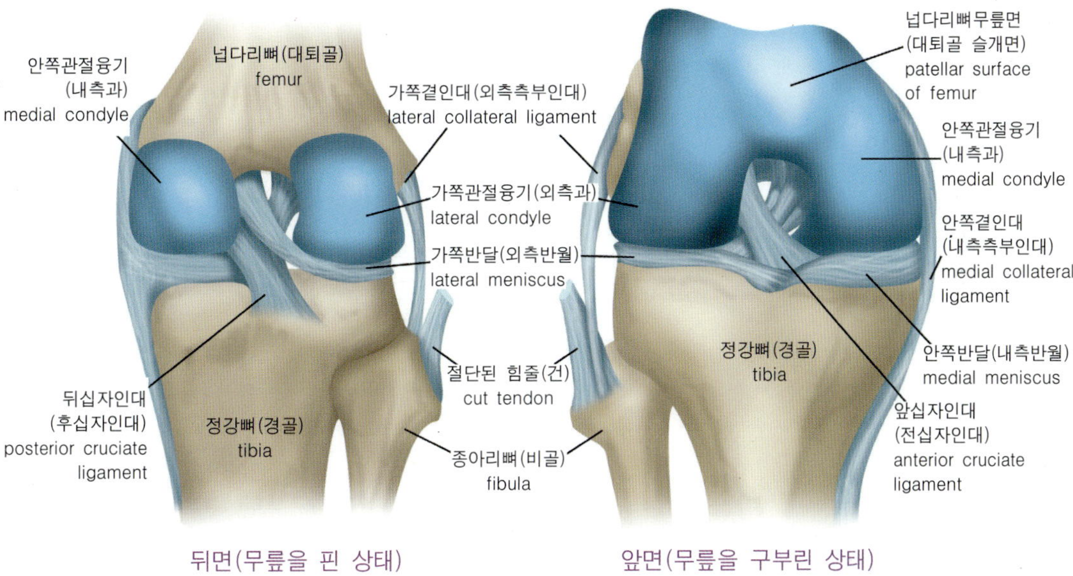

그림 1-9 **무릎관절의 인대**

인대는 관절의 운동을 제한하기 때문에 인대로 완전히 둘러싸인 관절은 운동범위가 적고 인대가 적은 관절은 운동범위가 크다. 이러한 관절운동은 뼈의 구조에 의해서도 결정되는데, 운동범위가 넓고 자유롭게 움직일 수 있는 관절은 주변 지지조직이 적기 때문에 쉽게 손상을 받는다. 그러나 모든 관절은 각각의 정상 운동범위가 있으며 그 정상 운동범위를 벗어날 정도의 무리한 힘이 관절에 가해지면 관절공간과 인대가 파괴될 것이다.

관절공간의 내부면은 관절 연골에 영양을 공급하고 윤활시키는 액을 생산하는데 이를 윤활액(활액)이라고 한다. 윤활액은 끈끈하고 맑은 노란색을 지니며 관절내 단지 일부만이 존재한다. 그러나 상처나 병이 생기면 관절을 보호하기 위해 더 많은 윤활액이 생성되고 관절공간 내부가 부어오르게 된다.

6. 비뇨기계

일반적인 비뇨기계 질환의 원인은 염증, 감염, 폐색 및 출혈에 기인한다. 콩팥은 제12등뼈와 제2허리뼈의 복강 뒤쪽 양측에 위치하며 각각 1분에 1,300mL 정도의 혈액을 공급받고 있다. 따라서 복부 또는 등에 강한 충격을 받을 경우 대량 출혈을 초래할 수 있다. 요관은 길이가 약 25cm 정도의 근육성 기관으로 신장에서 형성된 소변(urine)을 방광으로 내려 보내는 기능을 하며 후배벽의 복막 뒤에 위치하고 있다.

방광은 골반공간의 두덩뼈결합 뒤에 위치하고 있는 근육성 기관으로 복부둔상이나 골반 골절상의 부상을 당하였을 때 손상을 받거나 파열된다.

요도는 방광에서 체외로 소변을 배설하는 관으로 남성은 약 20cm, 여성은 약 3~5cm의 길이이며 남성은 정액사출 통로로도 이용된다.

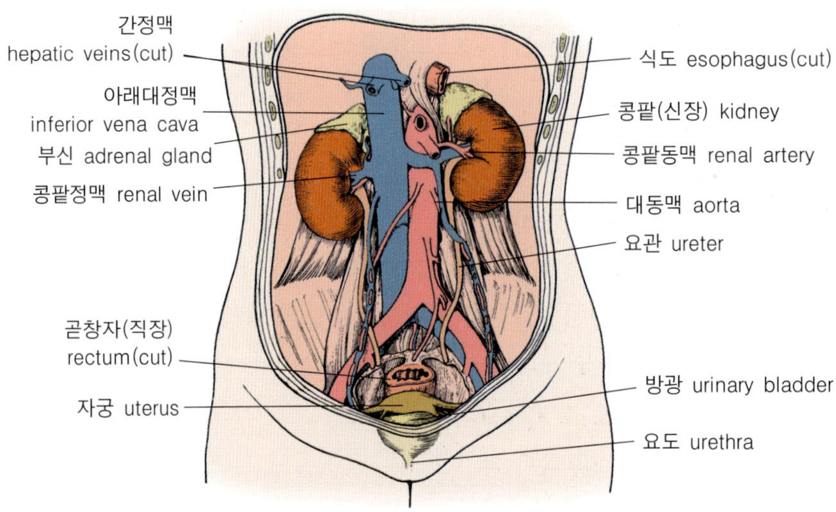

그림 1-10 비뇨기계통

7. 피부계

피부는 외층인 표피와 내층인 진피 두 층으로 구성되어 있다. 진피는 신경, 혈관, 땀샘 및 피지샘, 털주머니 등의 많은 주요 구조물로 구성되어 있으며, 피부밑조직은 결합조직과 하부장기와 피부를 결합시켜주는 지방조직으로 이루어진다.

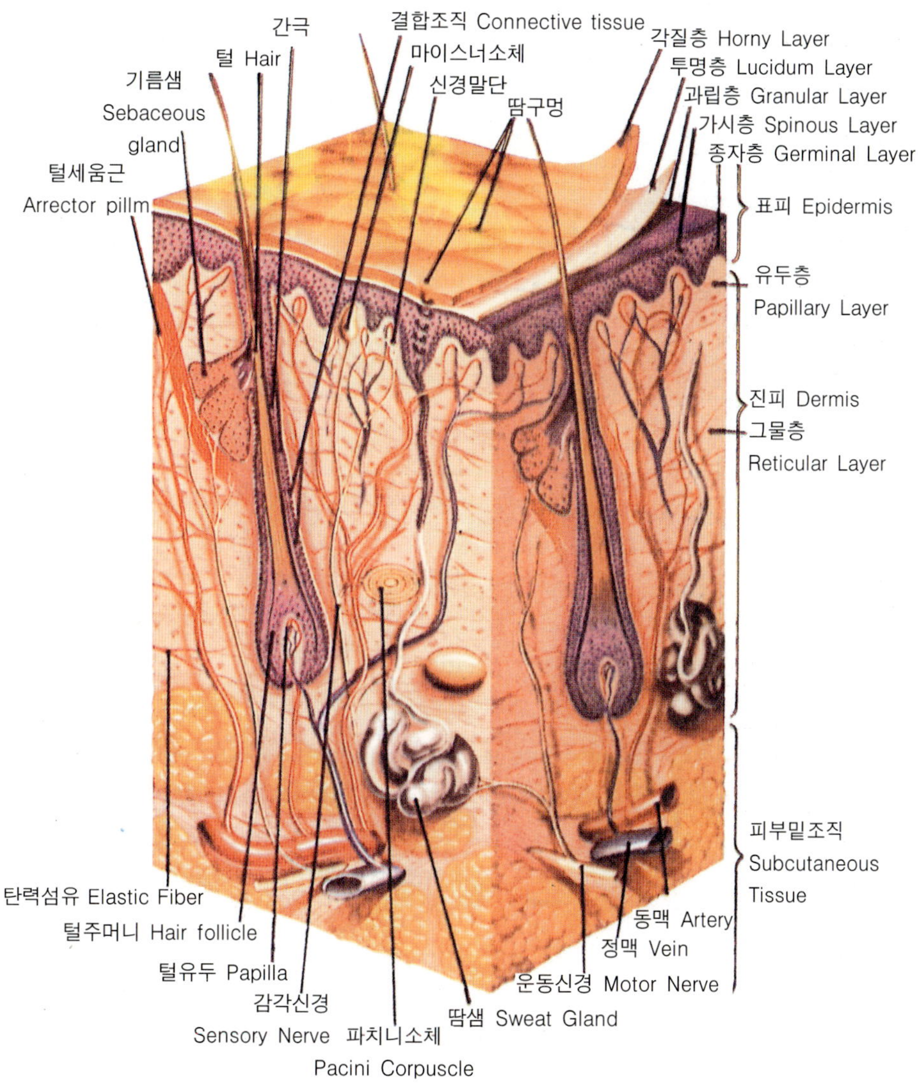

그림 1-11 **피부계통**

표피는 인체의 외부표면에 위치하여 신체를 첫 번째로 방어하는 방어선이다. 멜라닌 색소형성세포와 상피세포는 표피의 가장 바깥쪽에 위치한 세포로 지속적인 표피탈락을 통해 바깥층의 죽은 각질세포를 교체해주며 랑거한스(Langerhans) 세포는 표피의 말피기층(Malpighi layer)의 각질 형성층과 진피에 흩어져 있으며 세포성 매개의 피부 면역 작용을 한다.

진피는 탄력성 있는 결합조직으로 구성되며 피부밑방조직과는 분리되어 있다.

피부의 기능

첫째, 보호작용
둘째, 체온조절작용
셋째, 항상성유지
넷째, 감각작용
다섯째, 신체상태의 정보제공

chapter 2

응급처치를 알아야 하는 이유

제2장 응급처치를 알아야 하는 이유

1. 응급처치의 정의

응급처치란 위급한 상황으로부터 자신을 지키고 뜻밖의 재난으로부터 부상자나 환자가 발생했을 때 그들이 전문적인 의료치료를 받기 전까지 적절한 처치와 보호를 해주어 고통을 경감시켜주고 생명을 구할 수 있도록 해주는 모든 처치과정을 말한다.

2. 응급처치의 중요성

각종 통계에 의하면 사고 시 응급구조사와 의사로부터 양질의 의료서비스를 즉각적이고 신속하게 제공받지 못할 경우 사망률이 매우 높은 것으로 나타나고 있다.

한편 우리나라에서는 특히 질병으로 인한 사망, 즉 간암, 고혈압, 결핵, 만성질환 등에 의한 사망률이 OECD 국가 중에서 매우 높은 수준인 것으로 밝혀졌다.

사고는 크게 개인적 요인과 환경적 요인으로 나누는데, 개인적 요인은 개인 자신의 신체적 결함이나 정신적인 결함으로 인해서 발생하는 응급상황을 나타내고, 환경적인 요인은 각종시설, 도로, 천재지변 등 물리적 측면의 상황을 나타낸다고 볼 수 있을 것이다.

이와 같이 돌발적인 사고가 발생하였을 때 신속하고 적절한 응급처치가 이루어지지 않으면 인명손실이 커질 것은 당연한 사실이다.

적절하고 신속한 응급처치는 인명구조 뿐만 아니라 부상환자의 장애정도를 경감시킬 수도 있다는 견해에서 의의가 매우 크다고 볼 수 있을 것이다.

즉 현장에서의 응급처치→전문요원의 지속적인 처치→병원에서의 치료과정이 체계적으로 이루어져야 하는 것이다.

〈최초반응자란?〉

응급상황(사고현장)을 처음 발견한 사람을 일컫는다. 최초반응자는 구조 중에 중요하지 않는 일에 시간을 낭비할 수 있으므로 응급처치의 중요단계(3C)를 항상 기억하고 침착하게 구조를 실시하여야 한다.

1. 현장조사(check)
2. 119 신고(call)
3. 처치 및 도움(care)

3. 응급처치 교육의 목적

1) 사고 및 질병의 예방

응급처치 교육의 첫 번째 목적은 사고나 질병을 예방하는데 있다. 이는 응급처치를 배우면 위급한 상황에 대한 대처방법과 그 상황의 발생 원인을 알게 되므로 사고나 질병의 예방에 힘쓰게 된다.

2) 적절한 응급처치

적절하게 실시된 응급처치와 적절한 구조(운반)방법은 환자의 생명유지와 손상의 악화를 방지하며, 회복에 도움을 줄 수 있다. 즉 응급처치의 옳고 그른 방법에 따라 환자의 생명 또는 입원기간, 신체의 불구 정도가 결정되기 때문에 응급처치 교육은 전 국민을 대상으로 실시되어야 한다.

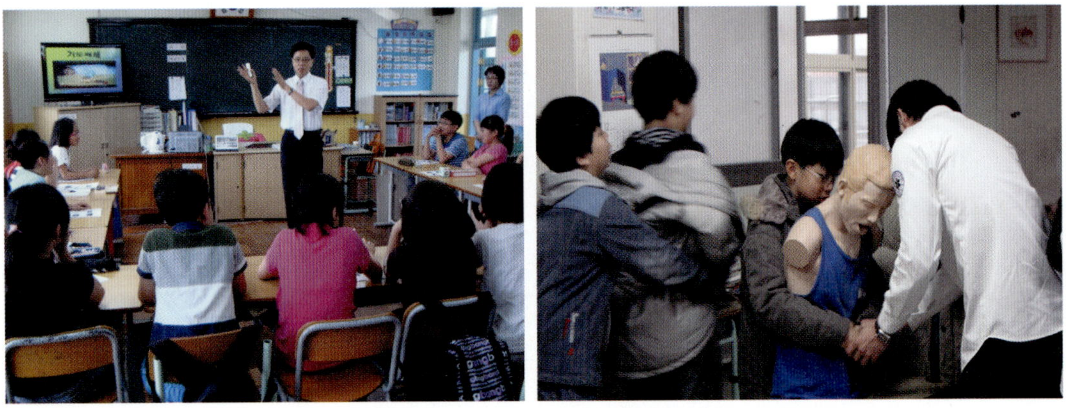

그림 2-1 응급처치 교육장면

4. 응급처치의 일반적인 원칙과 RICE 원칙

1) 일반적 원칙

① 현장이 위험요소를 제거하여 나의 안전을 우선 확보한다.
② 환자나 부상자에 대한 생사 판정을 하지 않는다.
③ 처치원은 원칙적으로 의약품을 사용하지 않는다.
④ 환자의 동의(허락)를 구한다.
⑤ 응급처치는 신속하게 실시하며, 주위에 도움을 요청한다.
⑥ 어디까지나 응급처치로 그치고, 그 다음은 전문요원에게 맡긴다.
⑦ 환자의 상태 및 모든 처치활동을 상세히 기록하고 일정한 간격을 두고 환자의 상태 조사를 반복한다.

2) RICE 원칙

R-Rest(휴식 및 안정)
I-Icing(냉각)
C-Compression(압박)
E-Elevation(거상)

(1) 휴식 및 안정(Rest)

상해 발생 상황에서 휴식이나 안정을 취하지 않고 신체활동을 계속 행하게 되면 출혈, 염증, 부종을 유발할 수 있고 조직의 손상을 더욱 심화시킬 수 있다.

이런 상황이 더 지속되면 그 이후에 신체활동을 중단할 수밖에 없는 심각한 상태에까지 이르게 되고 심지어는 초기의 치유방법에 의한 기대효과도 불투명해진다.

그러므로 상해 발생 시에는 휴식 및 안정을 취하여 고통이나 기능상의 장애가 완전히 치유되도록 해야 한다.

절대적 운동금지 사항들은 다음과 같다.

- 운동동작의 기능이 부분 또는 전면적으로 상실되었을 때
- 열이나 냉에 의한 질병을 앓고 있을 때
- 출혈이 있을 때

- 극심한 통증이나 피로를 호소할 때
- 발열, 심한 두통, 기억상실, 현기증 그리고 귀에서 윙하고 울리는 소리가 나거나 두부손상으로 인한 의식 상실 상태일 때

(2) 냉각(Icing)

상해발생 직후에 실시하는 냉각처치(얼음찜질)는 이후의 경과에 매우 많은 영향을 준다. 가벼운 상태의 상해에는 약 24~48시간 심한 경우에는 72시간 정도의 냉각처치 기간이 필요하다.

이와 같이 냉각처치를 실시하는 이유로는 출혈과 액체상실로 야기된 통증을 경감시키며 부종을 억제하고 신경전도성을 둔화시켜 통증요소를 마비시킨다.

또한 혈액순환을 완화시켜 출혈을 억제하며 감염의 진행도 멈추게 하므로 반드시 실시하도록 하고 상해정도가 가볍다면 약 10~15분 정도, 그리고 상해 정도가 심하다면 약 20분 이상의 시간이 필요하다.

〈냉각처치의 도구〉

① 냉각스프레이(cold spray)

지속적인 효과가 적어 일시적인 효과에 그치지만 휴대하기에 간편한 장점이 있어 많이 사용되고 있다.

② 얼음

주변 기온의 변화에 따라 녹아버리거나 본래의 냉온을 유지할 수 없는 경우도 있지만 일단 사용하게 되면 지속적인 냉찜질의 효과를 얻을 수 있다는 장점이 있다.

환부에 15~20분 정도 얼음찜질을 하면 차갑고, 찌르는 듯하고, 따끔따끔한 느낌과 둔한 듯 하며 쑤시고 감각을 잃은 듯한 느낌도 받게 되는데 일단 둔한느낌이 들게 되면 얼음을 제거하고 필요에 따라 2시간 정도마다 다시 얼음찜질을 실시한다.

특히 주의할 점은 환부에 직접 지속적으로 20분 이상 실시하여서는 안되고 동상 등에 대한 부작용을 염두에 두어야 한다.

(3) 압박(Compression)

상해 초기에 실시하는 압박처치는 지혈과 부종억제를 위한 방법이며 탄력붕대나 테이프 등을 이용할 수 있다.

그러나 부적절하게 실시하는 압박은 근육장애, 신경장애, 혈행장애 등 부작용이 초래되므로 주의하여야 한다. 또한 너무 느슨한 압박은 그 의미를 상실하게 되므로 적절한 압박강도가 필요하다.

〈압박붕대의 최대 효과를 위한 방법〉

- 상해부위보다 좀 더 넓은 면적에 이용한다.
- 상해부위 하단부에서 상단부 쪽으로 나선형의 테이핑을 실시한다.
- 환부에는 약간 느슨하게 감싸고 그 주변은 약간의 압박을 가한다.
- 주기적으로 피부색, 체온, 환부의 감각을 검사하여 적절한 압박강도를 확인한다.

(4) 거상(Elevation)

냉각과 압박처치를 조화롭게 적용하고 출혈 억제 및 부종을 최소화시키기 위한 거상은 상해직후에 실시해야 하는 필수적인 방법이다. 혈액은 생체내에 있는 체액성분의 하나로서 혈관 내액에 속하며 내환경유지에 큰 역할을 담당하는데 출혈은 혈액기능이 이상상태로 가는 것을 예고한다.

또한 혈액은 다른 액체와 마찬가지로 압력이 높은 곳에서 낮은 곳으로 흐르기 때문에 출혈 발생 시 환부가 심장보다 낮은 곳에 위치하면 그 만큼 출혈량도 늘어난다.

이때 순간적인 혈액순환의 감퇴는 세포대사에 필요한 혈류와 산소공급 부족을 유발시켜 신체의 모든 기능이 이상상태에 빠지게 되며 심할 경우 쇼크(shock) 상태에 이르게 된다.

따라서 환부를 심장보다 높은 곳에 위치시켜 과잉의 출혈이나 부종을 억제내지 최소화시키는 거상처치는 상해 직후, 특히 출혈에 대한 즉각적인 처치방법으로 이어져야 한다.

chapter 3

응급상황 시 응급구조 활동원칙

3장 응급상황 시 응급구조 활동원칙

1. 개요

2장에서는 응급처치를 배워야하는 이유에 대해 설명했다. 그러면 응급상황을 인지하고 도움을 줄 때 어떠한 방법으로 실행하여야만 할까? 응급상황이 발생하면 대부분의 사람들은 당황스럽고 불안한 마음이 앞서 잘못된 판단을 하는 경우가 많이 있다. 또한 자기 자신의 능력을 벗어난 행동을 하여 오히려 응급처치원도 손상을 입는 경우가 많이 발생하고 있다. 항상 어떠한 구조 활동을 하기 전에 무엇을 어떻게 하는 것이 효과적이겠는가? 라는 정확한 판단이 필요하다. 여러분이 구조 활동 시 올바른 순서에 맞춰서 행동한다면 응급처치원, 응급환자 모두에게 큰 도움이 될 것이다.

2. 응급구조 활동의 원칙(3C)

1) 현장조사(Check)
2) 119 신고(Call)
3) 처치 및 도움(Care)

위의 순서대로 여러분이 실시한다면 응급처치원, 환자의 안전은 물론 환자의 생존가능성을 높여줄 것이다. 2)번의 연락은 주변 여건이나 환자의 상태에 따라 연락순서가 달라질 수 있다.

1) 제1단계 : 현장조사

응급상황에 대한 구조활동 시 현장이 안전한지 반드시 확인해야한다(그림 3-1).

① 현장은 안전한가?
② 사고 상황은?
③ 환자는 몇 명인가?
④ 주변에 협조자는?

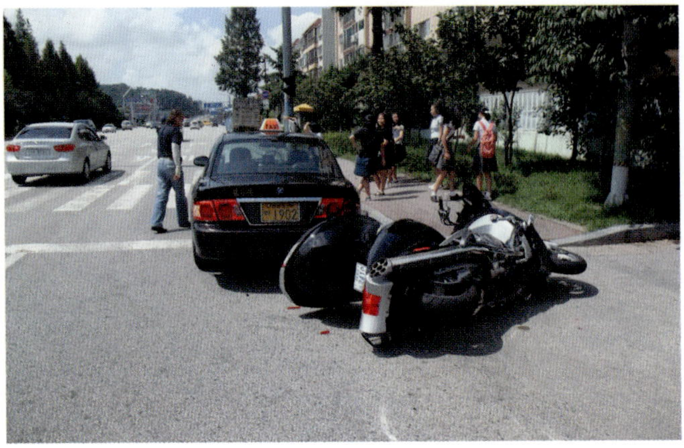

그림 3-1 교통사고 현장

① 현장은 안전한가?

현장조사 시 눈에 보이는 것만이 아닌 잠재되어 있는 위험요소도 생각해야 한다. 주변의 위험요소는 화재, 건물붕괴, 교통, 독가스, 길에 늘어진 전선 등이다. 만약 현장이 위험하여 여러분이 접근하기 힘들다고 판단되면 바로 응급의료체계에 신고하여야 한다.

② 사고 상황은?

현장이 안전하다고 생각되어 접근하였을 시에는 사고 상황을 세심하게 살펴본다. 응급상태가 왜 발생했는지 원인과 환자의 상해가 어느 정도인지 대략적으로 파악된다면 곧바로 응급처치를 해야 할지 아닐지를 알 수 있다.

환자가 의식이 있다면 원인을 파악하기는 쉽겠지만 의식이 없는 환자라면 정확한 현장조사만이 무슨 일이 일어났는지 알 수 있을 것이다.

③ 환자는 몇 명인가?

환자는 몇 명인가? 확인하는 것은 상당히 중요하다. 여러분의 눈앞에 보이는 사람만 환자로 생각한다면 잘못된 생각이다.

☞ 실제로 몇 년 전 TV뉴스에 보도된 젊은 남녀의 오토바이 사고 사례를 살펴보면 남자는 오토바이 옆에 쓰러져 있어 바로 구조되어 생명을 유지하였지만 여자는 튕겨져 나가 길옆 개천 쪽 수풀에 쓰러져 있어 같은 시간에 구

조되지 못하고 3시간 정도 지난 후 사망한 채로 발견되었다. 이러한 결과는 현장조사가 제대로 이루어지지 않아 초래됐다. 그러므로 환자가 한 사람 이상 더 있을 수 있다고 생각하여 찾아보고, 또 환자가 의식이 있다면 몇 명이 함께 있었는지 질문을 한다.

④ 주변에 협조자는?

환자가 많아 혼자서 하기 힘들다면 주위사람들에게 연락, 교통통제, 처치보조 등의 협조를 요청할 수 있다.

2) 제2단계 : 119 신고

최대한 빨리 119에 환자 상태에 대한 정보를 자세히 알려줘야 한다. 이때 연락은 주변에 사람들이 없다면 응급처치원 스스로 연락을 해야겠지만 협조자가 있다면 부탁을 한다. 연락 시에는 사고발생 장소 및 연락처, 환자의 상태, 환자는 몇 명인지를 정확히 알려주어야 한다.

☞ 협조자에게 연락을 부탁한 경우에는 다음 사항을 알려준다.
응급상황 발생장소 : 정확한 주소, 건물명, 교차로명, 연락 가능한 전화번호
환자의 상태 : 발생의 원인과 현재 환자의 상태
환자/부상자의 수 : 우선순위 및 구급차 출동대수 결정

전화한 후 반드시 돌아와서 구조자에게 119와 통화한 내용을 보고하도록 한다. 대부분 응급의료기관의 요원이 다시 한 번 확인하지만 연락하는 사람이 모든 상황에 대해 정확히 알고 있어야만 신속한 일처리가 이루어지기 때문이다.

여기에서 여러분이 꼭 알고 있어야 할 것 중 한 가지는 환자의 상태가 응급상황인지를 알아야 한다는 것이다.

※ 응급환자

— 의식이 없거나 의식이 정상적이지 못한 상태
— 분당 호흡수가 10~24회 범위를 벗어난 경우
— 분당 맥박수가 60~100회 범위를 벗어난 경우
— 호흡정지 및 심폐정지
— 심한 출혈
— 중독되었을 때(약물, 가스 등)

3) 제3단계 : 처치 및 도움

(1) 1차 기본조사 및 처치

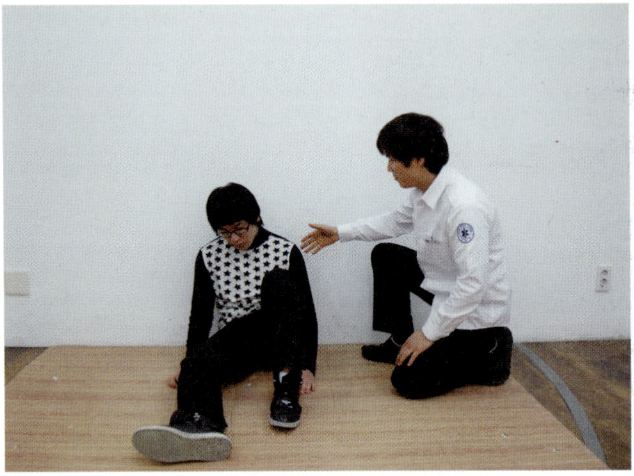

그림 3-2 의식(반응)확인

현장의 안전을 확보한 후 구조자가 첫 번째로 할 일은 환자의 의식이 있는지 없는지의 확인이다(그림 3-2). 환자의 의식이 있을시 먼저 신분을 밝히며 무엇을 어떻게 할 것인지를 알려주며 환자의 동의(허락)를 구한다. 환자의 동의를 받으면 처치를 해줄 것이며, 거절하면 처치를 하지 않는다.

그러나 의식이 없는 경우는 동의한 것으로 간주한다(무언의 반응). 환자가 어린이라면 보호자의 동의를 얻는다.

1차 기본조사라는 것은 생명을 위협하는 사항에 대한 조사로서 어떠한 응급상황에서든지 환자의 생명에 직접적인 위험이 있는지 없는 지를 우선적으로 확인하는 과정이다. 1차 기본조사 항목으로는 다음과 같다.

의식불명, 기도폐쇄, 호흡정지, 심폐정지, 대량출혈 등이다.

제일 먼저 할 일은 환자의 의식 확인이다. 의식이 있는 경우에는 대부분 숨을 쉬고 심장박동이 유지되고 있는 경우이다. 그러나 응급처치원이 환자의 어깨쪽을 두드리며 "여보세요 괜찮으세요?"라고 말과 자극을 통해 물어보았지만 환자의 반응이 없다면 의식을 잃은 상태로서 생명이 위험할 수가 있다.

의식유무 확인 후의 과정은 ABC 순으로 하면 된다.

① A – Airway(기도)

② B – Breathing(호흡)

③ C – Circulation(순환)

환자의 체위가 1차 조사를 하기에 부적당하다면 조심스럽게 환자를 똑바로 눕힌다. 가능한 머리와 척추가 일직선이 되도록 한다(그림 3-3).

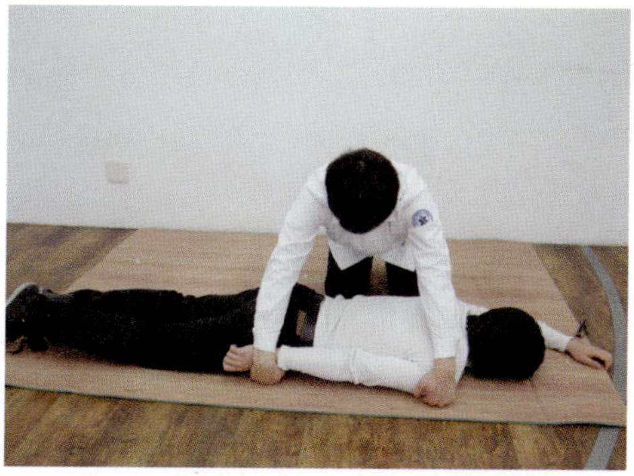

a. 어깨와 골반 부위를 잡는다.

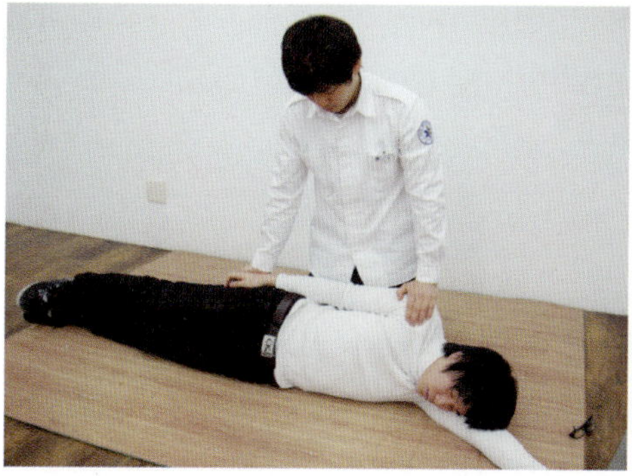

b. 한 동작으로 옆으로 세운다.

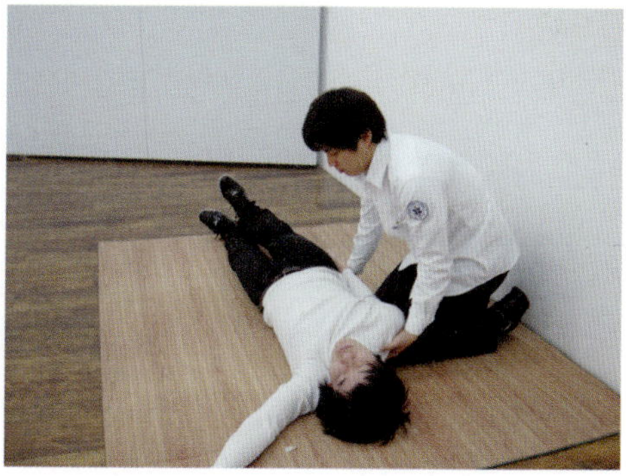

c. 목을 받친 후 천천히 눕힌다.

그림 3-3 자세교정

— 머리, 목 또는 척추의 손상 가능성이 있을 때
— 피를 토하거나 하혈할 때
— 골절이 의심될 때

이러한 상태와 상황을 여기에 모두 나열할 수는 없다. 만약 응급환자가 아닌데도 구급차를 요청하여 구급차가 출동 시 정말로 급한 환자가 발생하였을 때 도움을 받지 못하는 경우가 발생할 수 있기에 여러분이 응급처치를 배운다면 응급상황에 처했을 시 판단과 결정을 하는데 큰 도움이 될 것이다.

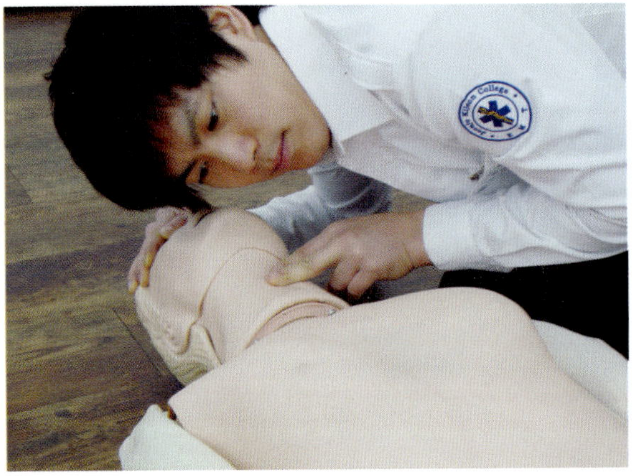

그림 3-4 순환확인(전문가)

㈎ Airway(기도확인)

환자의 기도가 열려있는지 확인한다. 만약 기도가 막혀있다면 산소공급이 안되는 상태로 호흡을 하지 못한다. 의식이 있다면 환자가 말을 하거나 기침을 하는 등 쉽게 확인할 수 있지만 의식이 없다면 기도가 막혀있는지를 알 수 없다.

㈏ Breathing(호흡확인)

의식없는 환자에서 호흡을 확인하는 방법은 얼굴, 가슴, 다리 순서로 몸 전체를 살펴보며, 비정상호흡, 헐떡거리는 호흡, 경련 등의 호흡상태를 살펴본다.

㈐ Circulation(순환확인)

심장박동이 멈춘다면 혈액이 우리 몸을 돌지 못한다. 이렇게 되면 대뇌에 산소 공급이 이루어지지 않아 몇 분 안에 사망하거나 뇌사에 빠질 수 있다. 확인시간은 5~10초 정도 느낀다(그림 3-4). 일반인은 응급상황에서 맥박확인 없이 바로 가슴압박을 시작한다.

맥박확인을 하는 다른 이유는 출혈 유무를 확인하기 위해서이다. 출혈이 심할 경우 신속하게 대처하여야 만이 환자의 생명을 구할 수 있다.

☞ 환자의 기도가 막혔다면 기도유지 처치를, 호흡 양상이 정상이 아니라면 심정지로 판단하여 심폐소생술을 바로 실시한다.

(2) 2차 조사 및 처치

1차 기본조사에서 생명을 위협하는 요인이 발견되지 않았다면 2차 조사를 한다. 2차 조사는 머리부터 발끝까지 상태조사를 하는 경우로서 생명을 직접적으로 위협하지는 않지만 응급처치하지 않으면 상태가 악화되어 위험한 상태에 이를 수 있는 경우이다.

다음의 3가지 기본 순서에 의한다.

① 환자/부상자 및 주위사람들에게 물어본다.

② 활력징후(Vital Sign)를 확인한다.

③ 머리부터 발끝까지 세부사항을 조사한다.

㈎ 활력징후(Vital Sign)

① 호흡(Respiration)

정상적인 호흡은 호흡 시 환자가 불편함을 느끼지 못하고, 고통이 없으며, 잡음이 없고, 자연스러운 공기의 흐름이다. 환자가 호흡을 하는데 힘들어하는지, 숨소리가 거친지, 휘파람소리가 나거나, 씩씩대거나 그르렁거리는 소리가 나는지 확인한다. 호흡이 너무 빠르거나 느린지(정상범위 평균 분당 12~20회)도 확인한다.

② 맥박(Pulse)

맥박이란 심장의 펌프작용에 의해 동맥으로 혈액을 방출할 때, 외부에서 느낄 수 있는 압력의 파동이다. 맥박을 확인하는 가장 좋은 위치는 손목부위의 노동맥(요골동맥)이다. 만약 노동맥 부위에서 촉지가 힘들다면 목옆의 목동맥 부위를 측정한다. 정상적인 심박동수는 분당 60~100회 정도이고 이것은 심박동수를 반영한 것이다. 분당 맥박수를 측정하는 법은 15초 동안 계측한 맥박 수에 4를 곱하거나, 30초 동안 계측하여 2를 곱하면 된다. 그러나 맥박이 불규칙하게 뛴다면 60초를 측정한다.

맥박 촉진으로 예상 가능한 상태

㉠ 빠르고 약한 맥박은 혈압이 저하되었거나 공포를 느낄 때에 나타날 수 있다.

㉡ 맥박이 촉지 되지 않을 때에는 혈관 손상 또는 폐쇄, 심장정지일 가능성이 높다.

㉢ 맥박이 불규칙하게 뛰면 부정맥(Arrhythmia) 또는 심장질환이 있을 가능성이 높다.

이렇게 맥박확인만으로도 환자의 상태를 쉽게 파악할 수 있는 지표이므로 수시로 맥박을 촉진함으로써 환자의 상태변화를 알 수 있다. 그러므로 맥박에 관한 기록(회수, 규칙성, 강도)을 한다면 병원진료에도 많은 도움이 될 수 있다.

③ **혈압**(Blood Pressure)

혈압이란 심장박동에 의하여 분출되는 혈액이 동맥벽에 가하는 압력이다. 혈압은 혈액의 양, 혈액을 수용할 수 있는 혈관의 능력, 혈액을 방출하는 힘에 의해서 영향을 받을 수 있으므로, 혈압의 변화는 문제가 있다는 것을 의미한다. 혈압은 손상이나 질병에 대하여 정상상태를 유지하려는 체내의 보상작용으로 인하여 맥박의 변화보다는 늦게 나타날 수 있다.

혈압은 심장의 손상, 신경계통의 마비, 심혈관기능 부전 시에 급격히 떨어진다. 혈압이 낮다는 것은 신체의 각 장기에 공급되던 혈액이 줄었다는 것을 의미하며 결과적으로 산소공급이 감소하므로 우리 몸의 각 장기는 심한 손상을 받게 된다. 그러나 일반인이 현장에서 환자의 혈압을 측정하기는 매우 어렵다. 혈압계를 가지고 있는 것도 아니고, 있다 하더라도 측정방법을 잘 모르기 때문에 이 책에서는 일반인이 현장에서 맥박이 느껴지는 부위에 따라 환자의 최저 수축기 혈압이 어느 정도인가를 예상할 수 있는 수치를 서술하겠다.

〈예상 가능한 최저 수축기 혈압〉

목동맥(경동맥)에서 맥박이 뛰는 경우 : 60mmHg

넙다리동맥(대퇴동맥)에서 맥박이 뛰는 경우 : 70mmHg

노동맥(요골동맥)에서 맥박이 뛰는 경우 : 80mmHg

혈압은 수축기 혈압과 이완기 혈압을 기록한다. 수축기 혈압이란 심장이 수축할 때의 혈압을 말하며, 이완기 혈압이란 심장이 이완 시에 나타나는 혈압을 말한다. 손상이나 질병 시에는 수축기, 이완기 압력의 차이가 감소하거나 증가하게 된다(정상범위 : 수축기 120mmHg, 이완기 80mmHg).

혈압은 환자의 체위나 측정한 부위에 따라서 차이가 날 수 있다. 예를 들면, 머리 손상 시에는 수축기 혈압은 상승하고 이완기 혈압은 감소하거나 변하지 않아 수축기 혈압과 이완기 혈압의 차이는 증가한다.

④ **체온**(Body Temperature)

정상 체온은 36.5~37 °C이다. 우리 몸의 피부는 혈관으로부터 열을 방출하거나 피부의 땀을 증발시켜 체온을 조절하는 중요한 역할을 하는 기관이다. 차가운 피부는 출혈성 쇼크에서 관찰할 수 있고 건조하고 따뜻한 피부는 열 혹은 대기에 노출되었을 때 생기는 열사병에서 볼 수 있다.

체온은 보통 입, 겨드랑이, 항문을 통해 측정할 수 있다. 일반적으로 응급 시 가장 정확한 체온은 직장체온이다. 그러나 일반인이 응급상황에서 체온을 측정하기는 매우 어렵다. 특별한(열에 의한 손상 등) 경우를 제외하고는 체온손실을 예방하기 위해 보온을 해주어야 한다.

㈏ 의식상태 평가(AVPU 척도)

A : Alert(명료한 의식) — 환자 스스로 눈을 뜨고 질문에 분명하게 대답을 한다. 지남력(시간, 장소, 이름)이 있다.

V : response to Verbal order(언어지시에 반응) — 환자 스스로 눈을 뜰 수 없고, 지남력이 없지만 응급처치원의 질문에는 반응한다.

P : response to Pain(통증자극에 반응) — 언어지시에는 반응을 못하지만 신체에 자극을 주면 움직이거나 통증을 호소한다. 신경계통 손상 환자 시 이러한 검사는 의미가 없을 수 있다.

U : Unresponse(반응 없음) — 환자가 어떠한 자극에 대해서도 반응이 없다.

"A"에서 "U" 로 내려갈수록 환자의 의식상태는 나쁜 것이다. 이러한 경우에는 환자의 상태가 악화된다는 것을 의미하므로 지속적인 관찰이 요구된다. 만약 환자가 외상(예: 교통사고)후에 의식이 없거나, 머리와 경부에 통증을 호소하며, 팔이나 다리에 이상감각이나 움직이지 못하면 즉시 목뼈(경추)부위를 고정해주고 척추선이 움직이지 않도록 조심스럽게 상태조사와 응급처치를 실시한다.

(다) 2차 조사 항목(머리부터 발끝까지 그림 3-5,6,7,8)

① DOTS

변형(Deformity)

개방성 손상(Open Wound)

압통(Tenderness)

부종(Swelling)

② **PMS — 처치전후 반드시 확인**

맥박(Pulse)

운동(Motor)

감각(Sensory)

③ PS —

동공(Pupil) — 동공확대 : 의식장애, 뇌손상 가능성

동공축소 : 약물중독

피부(Skin) — 피부색 확인

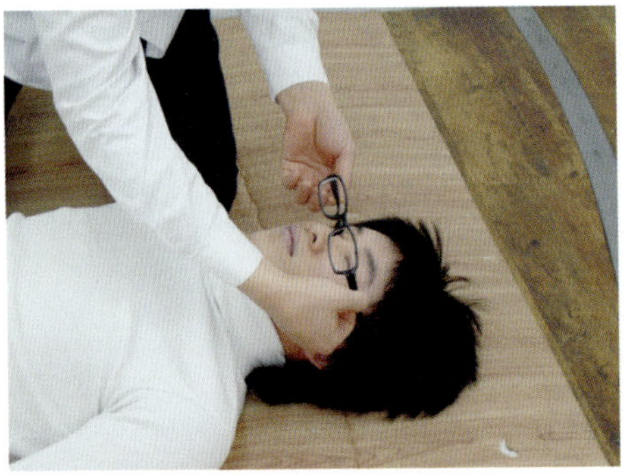

a. 1차 기본조사 및 2차 조사를 하기 전 안경, 시계, 반지 등을 제거한다.

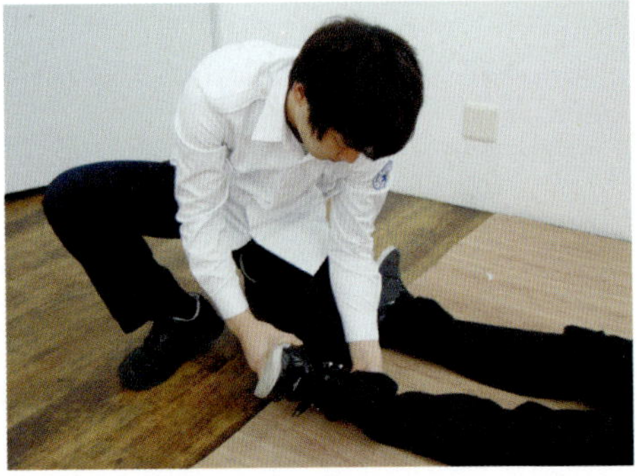

b. 상태 및 말초혈액순환을 확인하기 위해 신발 및 양말을 벗긴다.

그림 3-5 2차 조사 전 준비단계

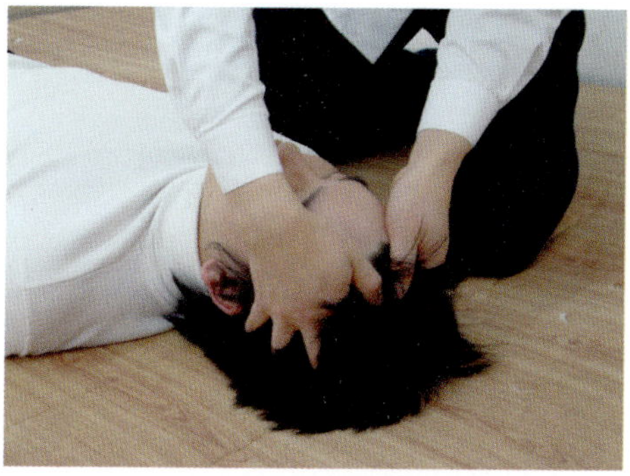

a. 머리뼈 부위의 함몰이나 부종을 확인한다. 또한 두피부분에 출혈이 있는지 확인한다.

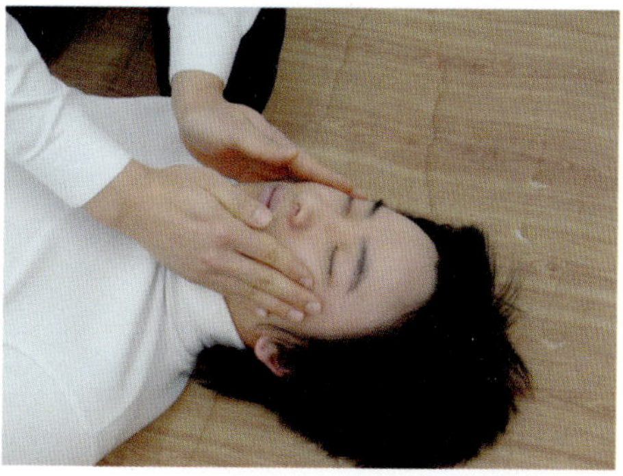

b. 얼굴의 열상, 변형, 반상출혈 유무를 확인한다.

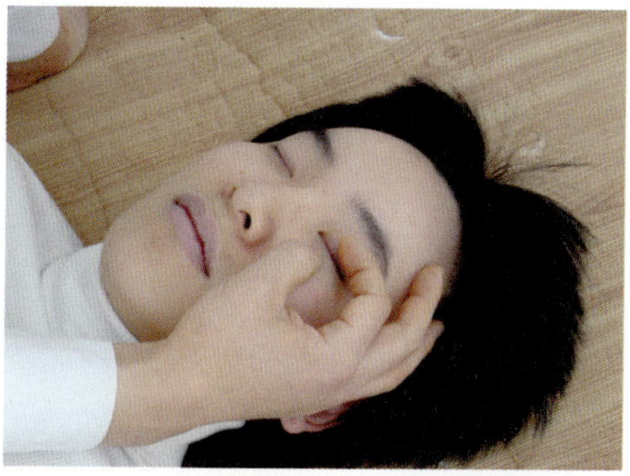

c. 눈(동공)의 크기가 정상인지 확인한다.

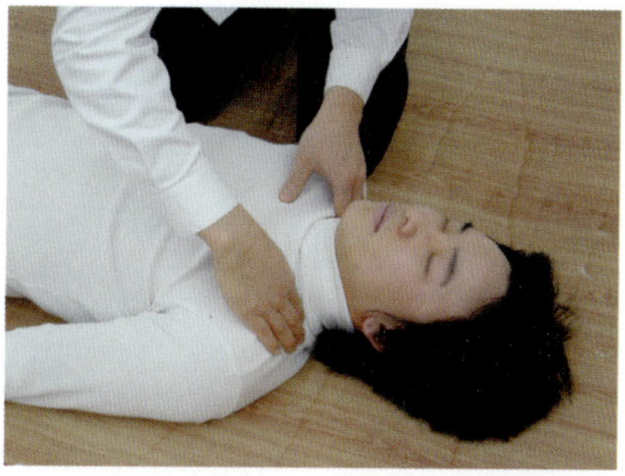

d. 빗장뼈(쇄골)부위의 골절, 부종, 출혈이 있는지 확인한다.

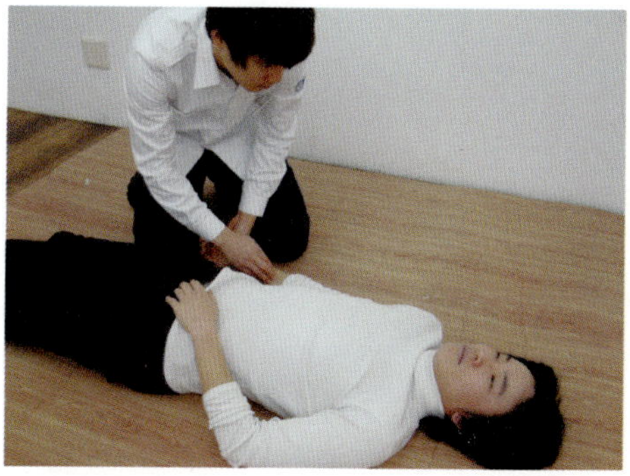

e. 팔을 살며시 눌러 압통, 부종, 변형 등이 있는지 확인한다.

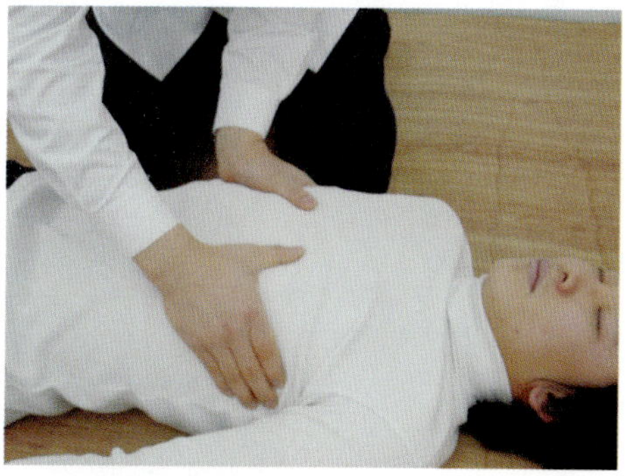

f. 갈비뼈(늑골)부위를 살며시 누르고 조여보며 압통, 이상음(염발음)이 있는지 확인한다.

그림 3-6 2차 조사과정

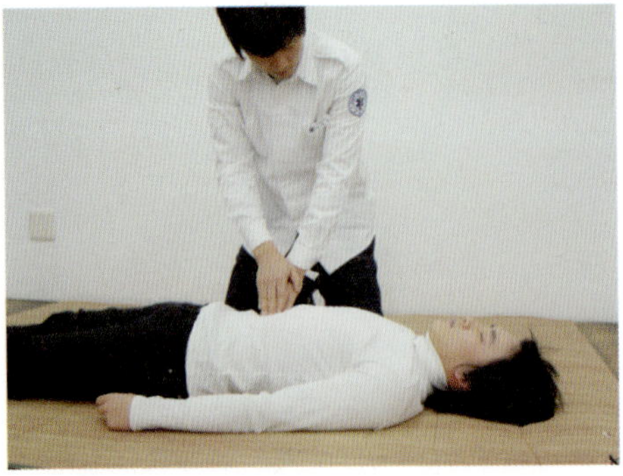

g. 복부를 부드럽게 눌러보고 압통, 복부강직 등이 있는지 확인하고 있으면 복강 내 손상 및 질환을 의심할 수 있다.

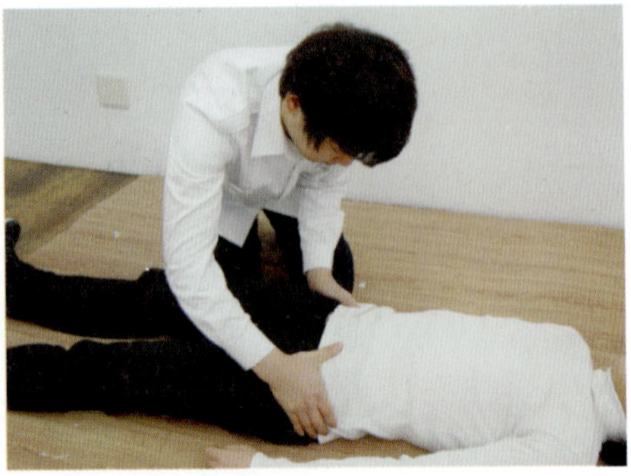

h. 골반 부위를 살며시 누르고 조여보며 압통, 이상음(염발음)이 있는지 확인하고 생식기 부위의 손상여부도 관찰한다.

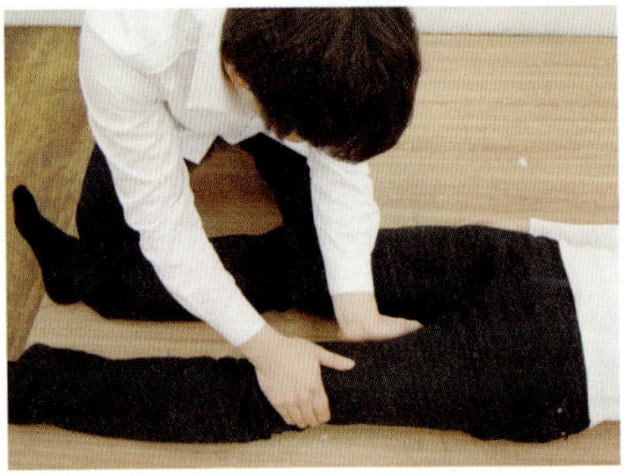

i. 하지에 열상, 골절, 변형, 압통 등이 있는지, 시진, 촉진으로 양쪽을 비교, 판단한다.

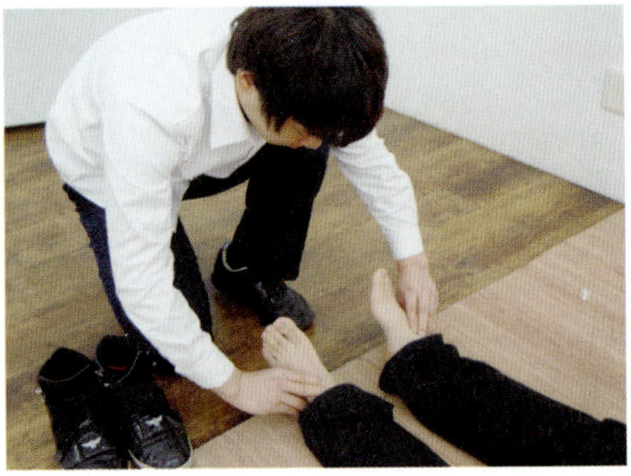

j. 발등 동맥 부위를 확인하여 혈액순환을 확인한다.

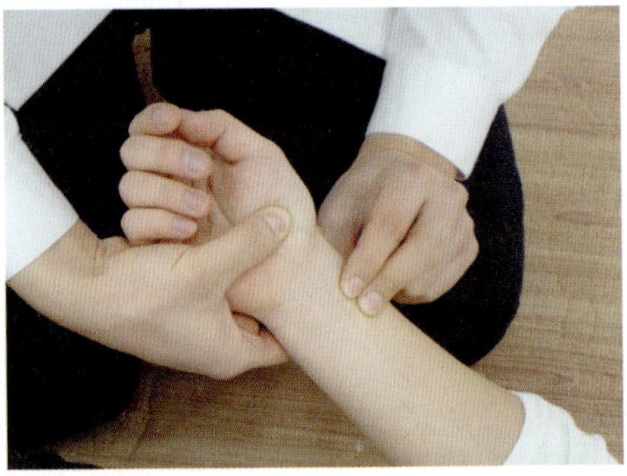

k. 손목의 노동맥부위를 촉진하여 상지의 혈액순환을 확인한다.

그림 3-6 **2차 조사과정**

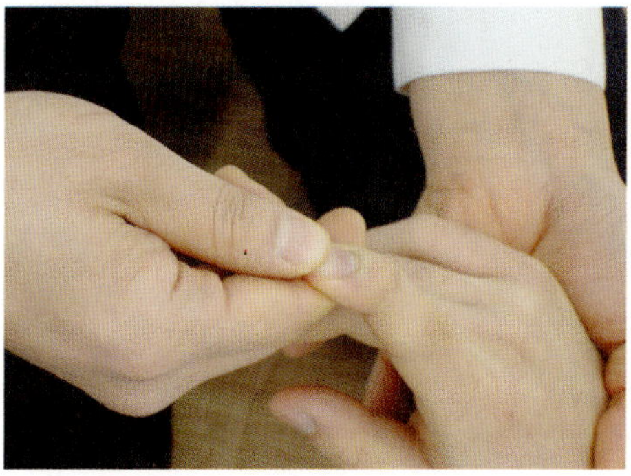

a. 손톱을 눌렀다가 떼며 말초 혈액순환을 확인한다.

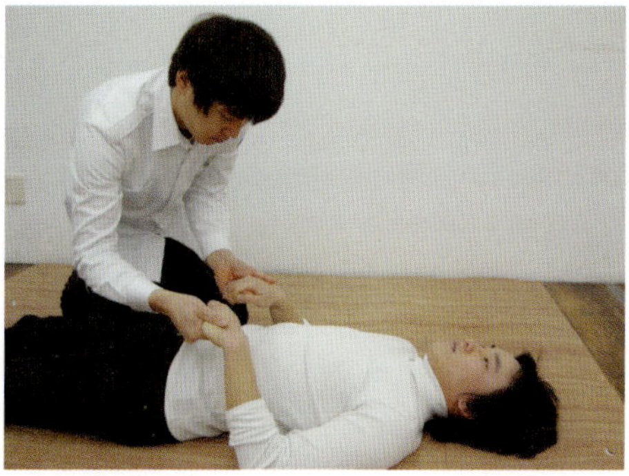

b. 양손의 쥐는 힘을 비교하여 운동기능을 확인한다.

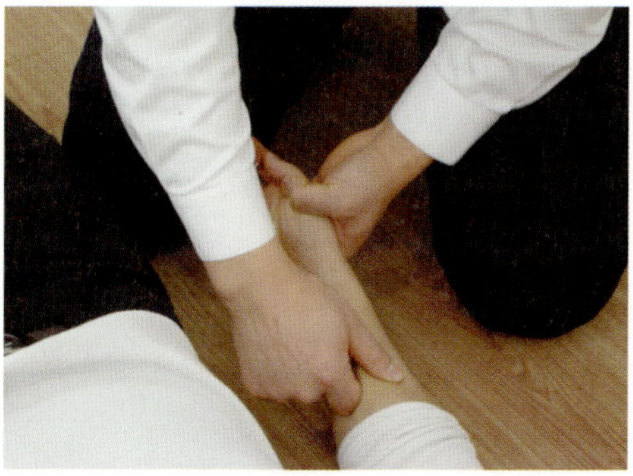

c. 살짝 꼬집어 감각을 살펴본다.

그림 3-7 PMS(맥박, 운동, 감각확인)

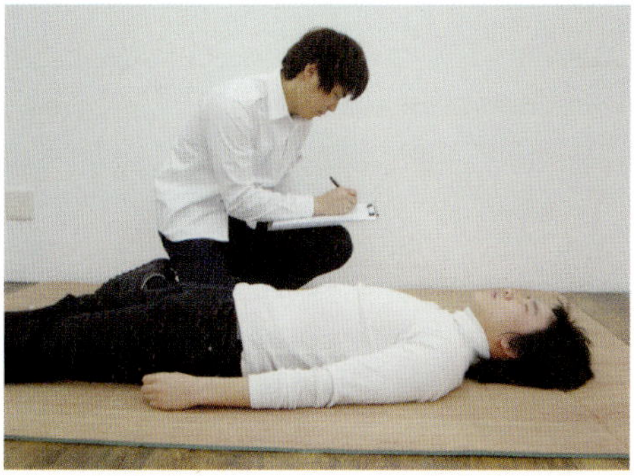

환자의 성명, 연락처, 상태 등을 기록한다.

그림 3-8 2차 조사처치 기록표

chapter 4

충격(Shock)

제4장 충격(Shock)

1. 쇼크(Shock)

인간의 생명유지와 관련된 신체기관으로의 순간적인 혈액순환 감퇴로 인하여 신체의 기능이 부진되고 허탈 된 상태를 말한다. 외상 후 첫 1시간은 매우 중요한 시기이다. 이 시기에 적절한 처치가 이루어진다면 많은 환자를 생존시킬 수 있다. 이 시간에 일어날 수 있는 중요한 문제는 충격(shock)으로 인하여 장기기능이 손상되면 환자는 소생이 어려워진다. 이러한 쇼크 자체는 질환은 아니며 외상이나 질환으로 인해 2차적으로 발생한다.

2. 쇼크의 원인

쇼크(충격)의 원인으로는 대출혈, 화상, 심한부상, 중독, 교상, 정신적인 충격, 심장발작 등에 의해 발생할 수 있다. 구체적인 예를 들어보면 심한 외상으로 혈액의 손실이 크거나 심장의 펌프기능이 손상되거나 척추손상, 허파 손상 또는 심한 질병으로 말초혈관 확장이나 심한 탈수가 진행될 때도 발생한다. 그러나 조그만 원인에도 충격이 올 수 있다는 것을 명심해야 한다.

쇼크의 3가지 기본원인

① 심장질환에 의한 펌프기능 부전
② 혈액량의 감소(출혈)
③ 혈관의 확장(혈관이완)

3. 쇼크의 징후와 증상

쇼크는 일시적이며 가벼운 정도에서부터 죽음에 이르게 하는 심한 정도까지 다양한 증상을 가지고 있다. 특히 부상자는 누구나 쇼크를 일으킬 가능성이 있으므로 쇼크 증상의 유무와 관계없이 쇼크가 있는 것으로 간주하여 처치하도록 한다. 또한 쇼크의 증상은 보통 즉시 나타나기 보다는 서서히 발생하는 것이 상례이다.

쇼크의 징후와 증상을 살펴보면 다음과 같다.

① 얼굴이 창백해진다.
② 맥박이 매우 빨라지거나 느려진다(10~15% 혈액이 소실되기 전까지는 정상적).
③ 호흡이 불규칙해진다.
④ 피부가 서늘해지거나 축축해진다.
⑤ 메스꺼움을 느끼며 구토나 헛구역질을 한다.
⑥ 피부, 입술, 손가락 끝이 창백해지거나 파랗게 된다.
⑦ 눈동자가 커진다(동공확대).
⑧ 심하면 의식을 잃는다.

4. 쇼크의 유형

쇼크는 정상적인 조직유지를 위해 필요한 3가지 기능, 즉 심장의 박출 기능, 적절한 순환 혈량, 혈관계 기능에 결함이 생기는 것이다.

1) 출혈성 쇼크

주로 외상에 의한 혈액소실로 발생한다(내출혈, 외출혈).

	쇼크 1기	쇼크 2기	쇼크 3기	쇼크 4기
소실된 혈액량	10%이내	10~25%	25~40%	40%증가
맥박수	정상	증가	증가	증가 혹은 감소
수축기혈압	정상	체위에 따라 변화	90mmHg미만	60mmHg미만
의식상태	명료, 불안감	불안감	혼미	혼수

2) 저체액성 쇼크

구토, 설사 등으로 체액이 많이 소실되어 혈압이 저하되어 발생한다. 또한 심한 열화상시에도 나타나는데 이것은 화상으로 인해 파괴된 조직으로 체액이 이동하여 상처를 보호하여야 하기 때문에 체액손실이 커지기 때문이다.

3) 신경성 쇼크(영구적 쇼크)

척추손상(특히 경추손상)은 자율신경계를 차단하여 혈관에 위치하는 근육을 이완시켜 이완된 혈관으로 갑자기 많은 양의 혈액이 유입되므로 혈압이 저하되어 발생한다. 대부분 24시간 내에 정상으로 회복되며, 외부의 온도에 매우 민감한 상태에 있기 때문에 체온유지에 주의한다. 또한 장기능 저하로 구토가 유발될 수 있으므로 기도유지를 할 수 있도록 한다.

4) 정신성 쇼크(일시적 쇼크)

신체의 혈관이 갑자기 늘어나면서 많은 양의 혈액이 축적되어 혈액공급이 일시적으로 감소하는 것이다. 두려움, 슬픈 소식, 희소식, 시청각에 의한 정신적 충격, 심한 통증, 불안 등이 정신적 쇼크를 유발하는 많은 요인들이다. 환자가 쓰러지면 주위에 위험한 물건을 치우고 몸을 옆으로 눕혀 질식을 예방한다.

5) 심장성 쇼크

심장의 기능이 저하되거나 소실되었을 때 나타난다. 또한 심장근육이 모든 장기에 순환시키기 위한 충분한 압력을 가할 수 없어서 충분한 혈액을 공급하지 못할 때 발생한다.

6) 패혈성 쇼크(Septic shock)

패혈성 쇼크는 신체의 모든 생리체계에 영향을 미칠 정도의 광범위한 감염이 있을 때 나타난다. 패혈증을 유도하는 원발성 감염의 예로는 요도계 감염의 전파, 복막염, 포도상구균, 연쇄상구균의 감염, 폐렴, 신내막염 등이 있으며 이러한 쇼크 환자는 병원 외에서는 보기 힘들다. 박테리아와 같은 독소에 의해 발생되는 쇼크이다. 이런 상황에서는 혈관벽이 손상되고, 기능이 저하되고 혈관벽은 수축하는 능력을 상실한다.

7) 호흡성 쇼크

심한 흉부 손상이나 기도폐쇄는 정상적인 호흡을 방해하므로 결과적으로 신체에는 충분한 산소가 공급되지 않는다(기도폐쇄, 호흡기계통의 질환이나 손상에 의해 유발된다).

8) 과민성 쇼크

일종의 알레르기에 의한 면역성 반응으로서 증상과 징후가 가장 중증이다. 과민성 반응은 알레르기 환자에게서 어떤 원인물질과 접촉한 후에 바로 나타나거나 수시간 후에 나타난다.

(1) 발생경위

페니실린과 같은 약물주사와 갑각류 섭취, 벌침에 의한 알레르기, 동물의 털, 먼지, 꽃가루 등과 같은 이물질 흡입 시 심한 알레르기 반응을 일으킬 수 있다.

(2) 증상과 징후

초기증상으로는 전구증상으로 말초가 따끔거리거나 전신이 훈훈하고, 불안감, 머리가 텅빈 느낌이 있으며 피부홍조 및 소양감이 있다. 오심과 구토, 경련성 복통, 숨가쁨, 인후, 이물감 등이 있다.

피부증상으로는 홍조, 가려움, 피부의 후끈거림을 호소하며 두드러기는 점차 넓게 번진다. 종창은 조직이 부어오르는 것으로 얼굴과 입술에서 잘 관찰된다. 청색증은 입술에서 자주 관찰된다.

호흡기 증상으로는 흉부 압박감, 기침, 호흡곤란 등의 증상이 나타나며 청진상 천명음이 들리는 경우가 있다. 이때 허파 속에 물이 고이는 현상이 생겨 환자의 호흡에 상당한 장애를 받는다.

순환기 증상으로는 초기에는 혈압이 조금씩 저하되며 맥박이 빨라지다가 과민성 쇼크가 계속 진행되며 증상이나 징후가 더욱 나빠진다. 즉 혈압이 상당히 저하되고 맥박은 약해지고 피부가 창백해지며 환자는 현기증을 호소하게 된다. 결국 환자는 의식을 소실하면서 기절과 혼수상태로 이어진다. 과민성 쇼크 시에는 혈액의 소실이나 혈관 확장이 나타나지는 않는다.

위장관 증상으로는 오심, 구토, 복통, 설사가 나타난다.

5. 쇼크 처치(예방법)

부상자는 누구나 쇼크 상태가 나타날 여지가 충분히 있으므로 증상이 나타나기를 기다리지 말고 미리 예방한다.

쇼크의 증상이 나타나기 전에 응급처치를 실시하면 쇼크를 예방할 수 있으며, 악화를 방지할 수 있다.

1) 자세

쇼크가 발생하면 생명과 직결되는 심장과 뇌로 흐르는 혈액의 양이 감소한다.

가슴에 부상을 당하여 호흡이 힘든 환자인 경우에는 호흡을 좀 더 쉽게 할 수 있도록 머리와 어깨를 높게 하여 눕힌다(그림 4-1 a). 머리에 부상이 없다면 혈액순환을 향상시키기 위해서 담요, 나무, 상자, 책과 같은 물건을 사용하여 발과 다리를 20~30cm 들어준다(그림4-1 b). 호흡곤란이나 흉통 환자는 앉거나 약간 뒤로 젖힌 앉은 자세를 취해준다.

의식이 없는 환자를 무리하게 일으키거나 움직여서는 절대 안되며 기도를 개방하고 편안한 자세로 눕힌다. 즉, 구토를 하거나 특별한 손상 없이 호흡과 맥박은 정상이라면 회복자세를 취해준다(그림 4-1 c, d).

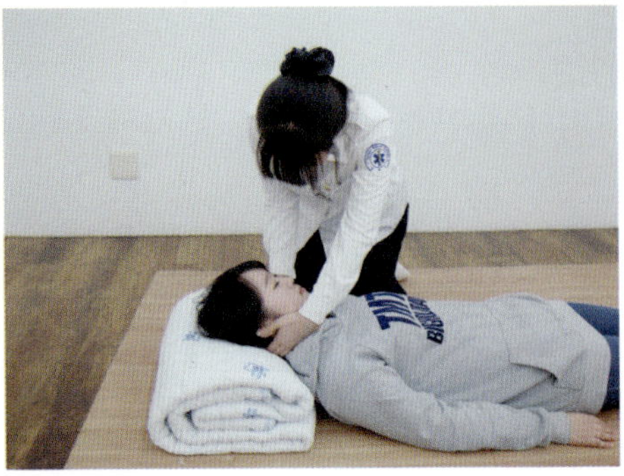

a. 얼굴이 붉어진 상태에서 쇼크 예방자세

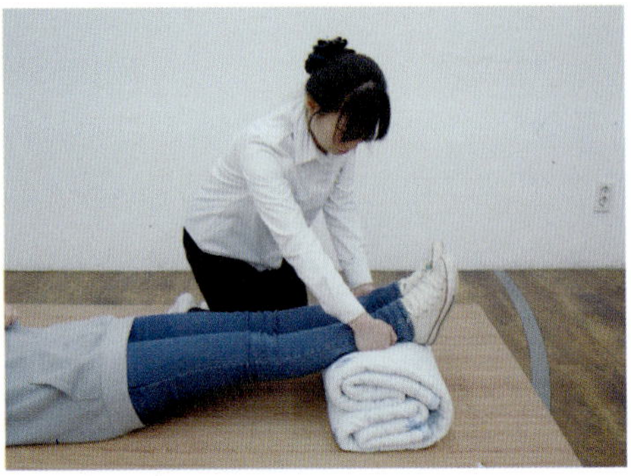

b. 머리에 부상이 없다면 다리를 20 ~ 30cm 정도 높여 뇌와 심장 쪽의 혈류량을 증가시킨다.

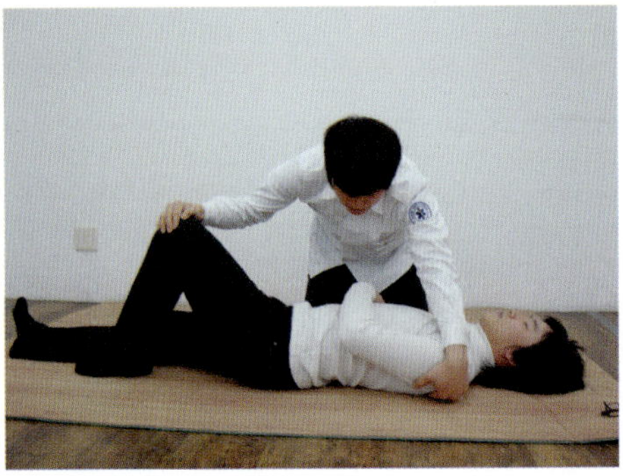

c. 눕히려는 쪽의 팔을 위로 올리고 환자의 무릎을 세워 무릎과 어깨를 잡고 돌린다.

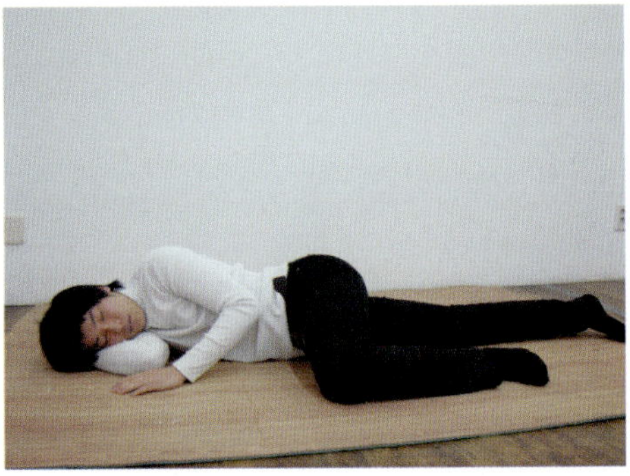

d. 무릎은 90 정도로 구부리고 환자의 팔을 이용해 얼굴이 바닥을 향하도록 한다.

그림 4-1 쇼크발생 시 자세와 회복자세

2) 보온

충격 상태의 부상자는 체온저하를 가져오고 충격을 더욱 악화시킬 수 있기 때문에 정상적인 체온을 유지하기 위해 노력해야 한다. 부상자의 체온을 유지할 수 있는 담요 등을 잘 깔고 덮어준다(그림 4-2). 옷, 신문지 등 구할 수 있는 대용품을 사용해도 좋다.

※ 일사병이나 열사병 등의 높은 열에 의한 부상자에게는 신체를 시원하게 해준다.

3) 음료

의식이 없거나 희미한 환자에게는 음료수를 주어서는 안 된다. 그 이유로는 기관으로 흡인되어 질식 혹은 합병증을 유발할 위험이 있기 때문이다. 특히 술(알코올)등의 자극성 있는 음료는 절대 피해야 한다.

※ 열사병, 일사병, 심한 설사로 인한 탈수 등은 오히려 수분을 섭취하는 것이 좋다. 이때 음료는 미지근한 물(보리차), 이온음료를 줄 수 있다. 환자가 심하게 갈증을 호소할 때에는 깨끗한 천에 물을 적셔 입술만 촉촉하게 적셔준다.

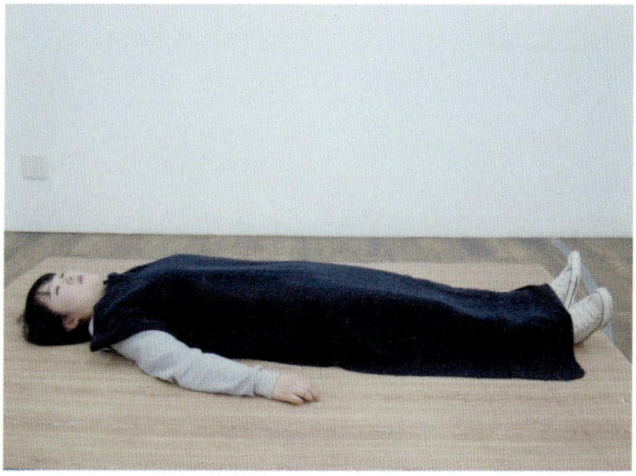

그림 4-2 체온유지를 위해 담요, 옷 등을 이용해 바닥에 깔고 덮어준다.

chapter 5

기도폐쇄(Choking)

제5장 기도폐쇄(Choking)

기도가 폐쇄 되는 이유는 여러 가지가 있다. 혀로 인한 것 외에 이물질(음식, 얼음, 장난감, 토물 등)에 의해서도 일어날 수 있다. 주로 소아와 알코올·약물 중독환자에게서 볼 수 있으며 손상 환자의 경우 혈액, 부러진 치아나 의치에 의해 폐쇄된다. 의식이 없는 환자의 경우에는 혀나 인두 근육의 이완, 후두개 및 연구개의 이완, 구강 및 비강 내 분비물, 이물(음식물)에 의해서 많이 발생한다. 의식이 있는 환자의 경우에는 식사도중 또는 식사 후에 갑자기 말이나 기침을 제대로 하지 못하고 얼굴이 파랗게 변하는 청색증이 나타나며 숨쉬기 힘들어 하는 증상이 나타나므로 기도가 막힌 것을 알 수 있다(그림 5-2).

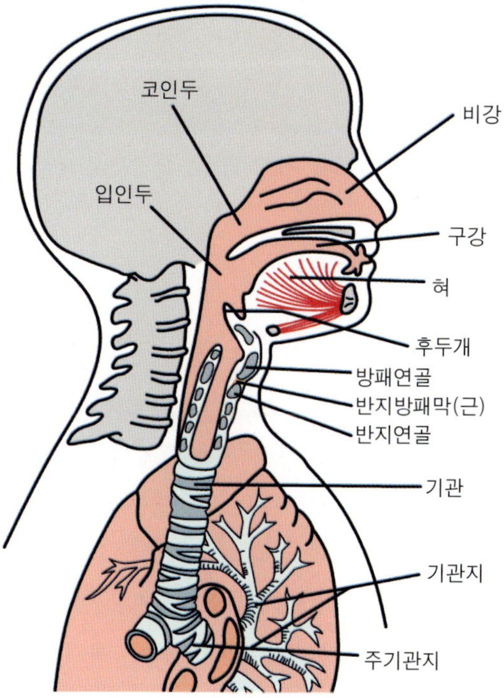

그림 5-1 상기도는 후두 상부인 코, 입, 인두의 공기통과를 포함한다. 하부기도는 후두, 기관, 주요 기관지, 허파 내의 다른 공기 통로를 포함한다.

1. 경미한 기도폐쇄

의식이 있는 경우 목을 'V'자로 잡거나 입을 가리킨다. 환자에게 "목에 뭐가 걸렸나요?" 라고 질문하고 이에 긍정하면 먼저 스스로 기침할 것을 유도한다. 만약, 심각한 기도폐쇄 징후가 나타나면 아래와 같은 처치법을 시행한다.

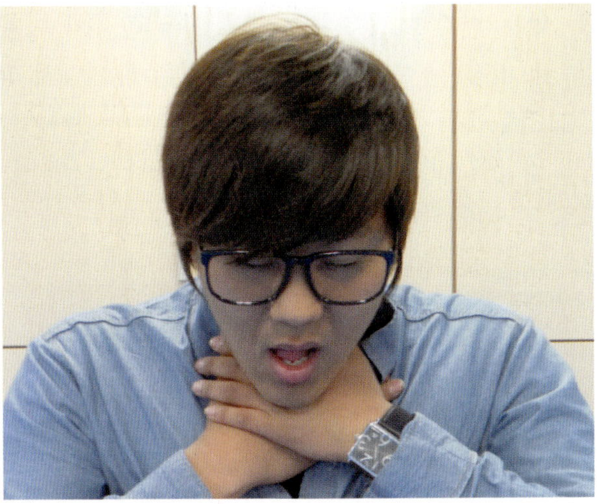

그림 5-2 기도폐쇄 시 가장 흔한 표현방법 ("V" sign)

1) 성인 & 어린이의 경우 - 복부 밀어내기

앉거나 서있는 환자의 경우에는 다음의 순서로 실시한다(그림 5-3).

① 환자 뒤에 서서 환자의 다리 사이로 처치원의 한쪽 다리를 넣는다. (안정감 제공과 환자가 주저앉을 수 있기 때문에)

② 환자의 허리 주위를 감싸며 한 손으로는 배꼽을 찾고 다른 손으로는 주먹을 쥐고 배꼽 바로 위로 손을 댄다(배꼽과 명치 사이에 위치하게 한다).

③ 다른 손으로 주먹을 감싸 쥐고 환자의 배를 앞에서 뒤로 힘껏 누르면서 위쪽으로 당긴다.

④ 5회를 연속동작으로 반복한다(화살표 방향대로 실시 ⟵⤴).

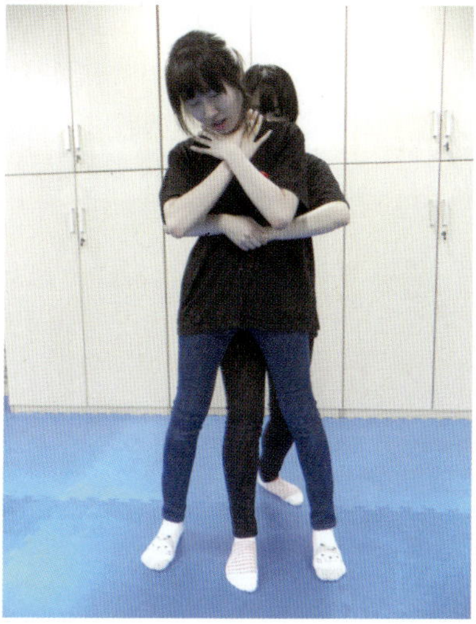

그림 5-3 복부 밀어내기

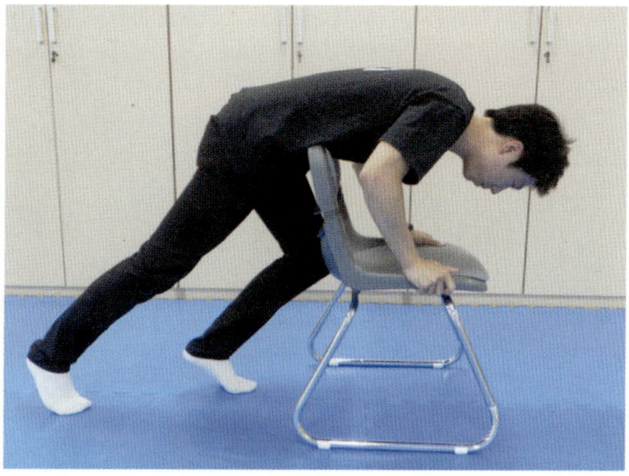

그림 5-4 혼자 있을 때(의자를 이용한 방법)

2) 비만 & 임산부의 경우 - 가슴 밀어내기

환자가 임산부처럼 보이거나 비만하여 복부 밀어내기 방법이 불가능할 때 가슴밀어내기를 시행 한다(그림 5-5).

환자의 의식이 있는 경우에는 다음의 순서로 실시한다.

① 환자 뒤에 서서 환자의 다리 사이로 처치원의 한쪽 다리를 넣는다.

② 환자의 겨드랑이 사이로 손을 넣어 가슴중앙(복장뼈)에 주먹을 댄다.
이 때 주먹이 반드시 가슴중앙에 위치해야 합병증(예, 갈비뼈골절)을 예방할 수 있다.

③ 다른 손으로 주먹을 감싸 쥐고 안쪽으로 순간적인 압박을 가한다.

④ 5회를 연속동작으로 반복한다(화살표 방향대로 실시 ↔).

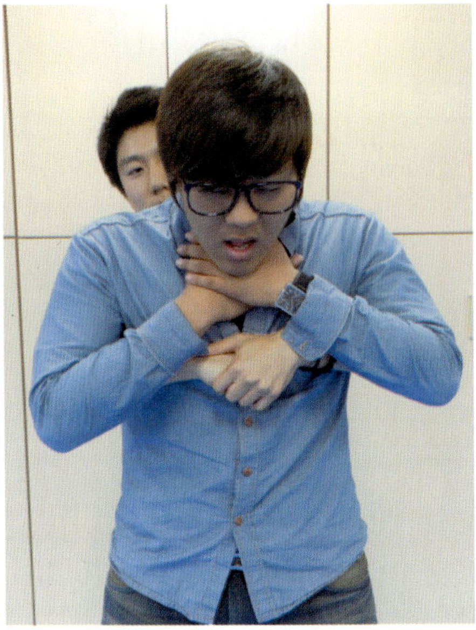

그림 5-5 임산부 & 비만의 경우(가슴밀기)

3) 영아의 기도폐쇄처치

영아인 경우 5회 등 두드리기와 5회 가슴 밀어내기를 실시한다(그림 5-6). 의식이 소실되면 심폐소생술을 실시한다. 성인과 다른 점은 다음과 같다.

- 영아는 간이 상대적으로 크기 때문에 배 밀어내기를 실시하지 않는다.
- 이물질이 눈으로 보이는 경우에만 손가락으로 제거한다.

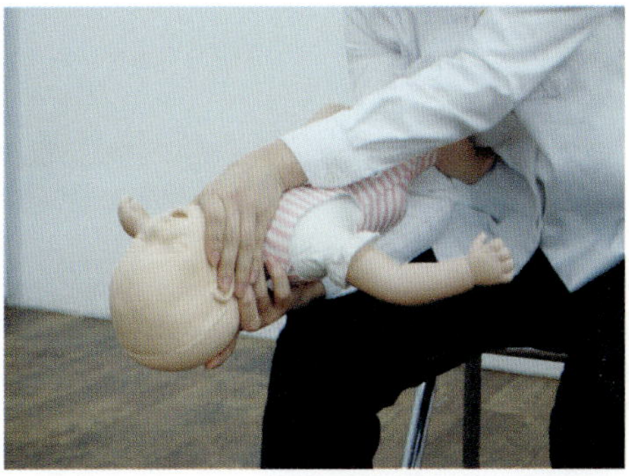
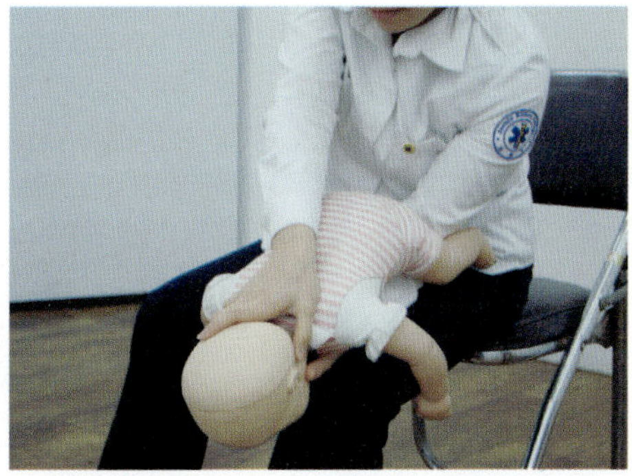

a-b. 아기의 얼굴이 밑을 향하게 돌려 팔 위에 둔다.

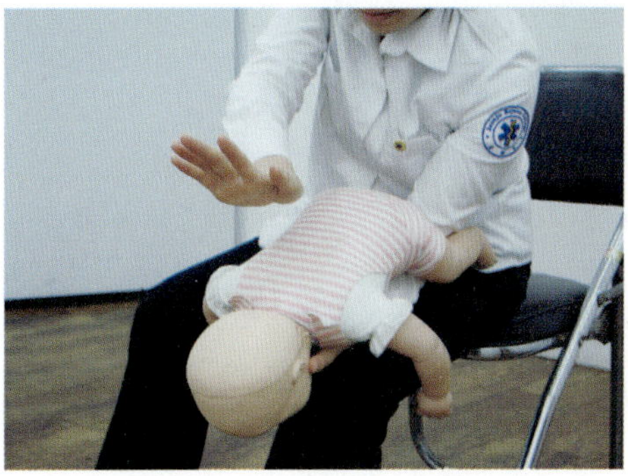
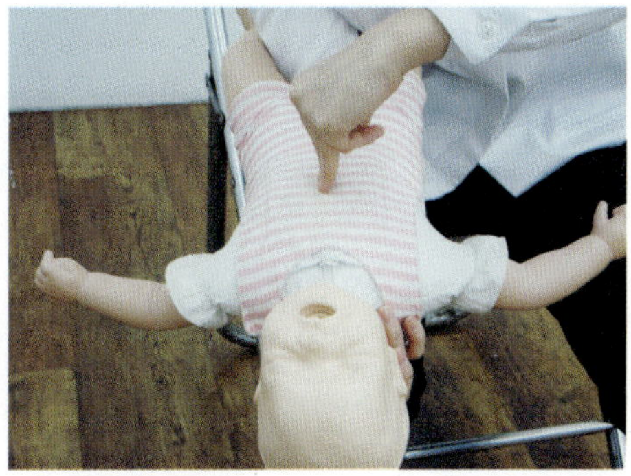

c. 등 두드리기를 5회 한다.

d. 아기의 얼굴이 위를 향하게 돌려 가슴 압박을 5회 실시한다.

위 동작을 이물질이 나올 때까지 반복한다.

그림 5-6 영아의 기도폐쇄

2. 심각한 기도폐쇄

심각한 기도폐쇄의 징후로는 공기 교환 불량, 호흡곤란 증가, 소리가 나지 않는 기침, 청색증, 말하기나 호흡능력 상실 등이 있다. 처치자가 “목에 뭐가 걸렸나요?”라는 질문을 하고 환자가 고개를 끄덕인다면 도움이 필요한 상황이다. 만약, 무반응 또는 의식을 잃은 상태라면 심폐소생술을 실시하고 인공호흡을 하기 위해 머리젖히고-턱들기법으로 기도를 열 때마다 입 안을 조사하여 이물질을 확인하고 보이면 제거해야 한다.

chapter 6

호흡응급

제6장 호흡응급

1. 개요

호흡이란 신체에 산소를 공급하고 이산화탄소를 제거하는 것으로 허파 꽈리에서 산소와 이산화탄소를 교환하는데 기도나 허파에 이상이 없는 한 지속적으로 이루어진다. 즉, 대기와 허파 사이에 있는 공기의 움직임으로 산소는 허파꽈리에서 이산화탄소와 치환되어 모세혈관 내 적혈구에 결합되어 혈액순환을 통하여 대뇌 및 각 조직으로 공급되고, 반대로 체내조직의 대사작용으로 생성된 이산화탄소는 모세혈관의 혈액에서 산소와 치환되어 허파꽈리로 나와 내쉬는 공기를 통해 배출되는 것을 말한다.

산소는 대기가스 중 21% 정도를 차지하고 있으며, 모든 생물의 생존을 위해 필수적으로 필요한 물질이다. 기도폐쇄, 호흡 또는 혈액순환 장애는 즉각적인 산소부족을 일으켜 뇌손상, 호흡정지, 심정지, 심하면 죽음까지 이르게 된다.

이 장에서 여러분은 기억을 되살려야 한다. 제3장에서 서술된 응급구조활동 원칙 중 1차 기본조사항목을 여러분은 바로 머릿속에 떠올려야 한다. 기본인명소생술(BLS : Basic Life Support)은 3단계로 이루어진다. 즉, ABC를 말한다.

Airway **기도확보**
Breathing **호흡보조**
Circulation **순환보조**

순으로 확인하고 환자의 상태가 응급상황에 해당된다면 바로 처치를 시행한다. 기본인명소생술이란 어떠한 기구 없이 즉각적으로 맨손을 이용하여 할 수 있는 방법으로 응급상황에 적절하게 대처할 수 있는 매우 유용한 응급처치법이다.

1) 호흡곤란(Dyspnea)

호흡곤란이란 숨을 쉬는게 어렵다고 느끼는 상태로 호흡곤란을 유발 할 수 있는 요인은 다음과 같은 것이 있다.

① 기도부위 감염 ② 기도폐쇄
③ 과호흡 ④ 화재현장에서의 연기흡입
⑤ 외상

호흡곤란의 증상

상 태	증 상
호 흡	호흡이 늦거나 빠르다. 호흡이 너무 깊거나 얕다. 숨쉴 때 헉헉거리거나, 쌕쌕거리고 그르렁거린다.
피 부	피부가 끈적거리고 붉어지거나 창백하고 파랗게 변한다.
주된 호소	숨이 가쁘다, 어지럽다, 머리가 텅 빈 듯하다, 가슴이나 손발이 저리다.

(1) 호흡곤란의 응급처치

호흡곤란 자체가 환자의 생명을 위협하는 상태가 될 수 있기 때문에 호흡곤란의 증상을 발견하면 바로 응급처치를 해야 응급상황을 예방할 수가 있다.

첫 번째, 주변의 안전을 확보한 후 환자의 기도를 확보하여 숨쉬기 편하게 자세를 갖춰주는 것이다. 자세는 눕히는 것보다는 앉히는 것이 환자에게 숨 쉬는데 도움이 된다.

두 번째, 환자가 의식이 있다면 질문을 통해 보다 더 정확한 환자의 상태를 파악하여 지속적인 처치를 시행하고 응급의료기관에 연락하여 전문적인 치료를 받을 수 있게 해준다.

세 번째, 구급차를 기다리는 동안 가능하면 환자의 불안한 심리상태를 안정시킬 수 있도록 옆에서 노력해야 한다.

(2) 과호흡(hyperpnea)시의 응급처치

과호흡은 대부분 정신적 불안감 등에 의하여 발생되는데 과호흡을 하면 너무 많은 양의 이산화탄소가 배출되어 이산화탄소가 정상 이하로 떨어진다. 일반적인 증상으로는 감각의 둔함, 손발의 저림, 호흡곤란 등이 발생한다. 호흡빈도는 분당 40~50회까지 올라 갈 수 있다. 처치로는 환자를 안심시키는 것과 종이봉지나 비닐봉지를 이용하는 방법이 있다(그림 6-1).

종이봉지를 이용하여 환자 자신이 배출한 공기를 재 흡입하도록 함으로써 혈중이산화탄소를 증가시킬 수 있다. 내쉬는 공기에는 4~5% 정도의 이산화탄소와 15~16% 정도의 산소가 있으므로 가능하다.

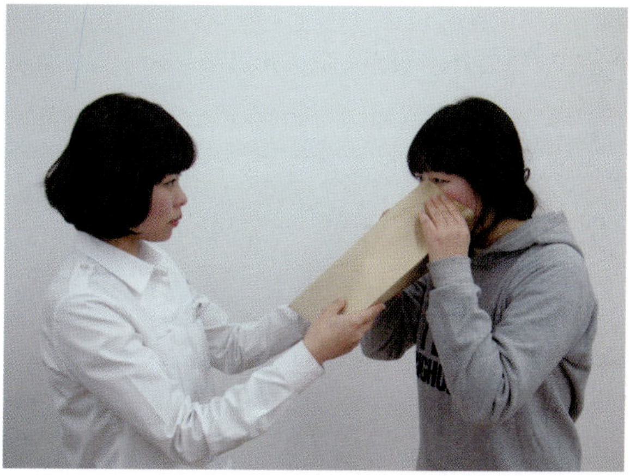

그림 6-1 과호흡시 회복을 위한 처치장면

2) 호흡정지

호흡정지란 숨 쉬는 것이 멎은 상태로 사람의 생명은 혈액 속의 산소와 체세포 속의 영양분이 결합하여 발생하는 에너지에 의존하여 유지된다. 그러나 호흡이 정지되어 산소공급이 중단되면 체세포는 산소를 저장할 수 있는 기능이 없기 때문에 생명을 유지하기가 어렵다. 그러므로 산소의 지속적인 공급은 생명유지에 절대적으로 필요하다(그림 6-2).

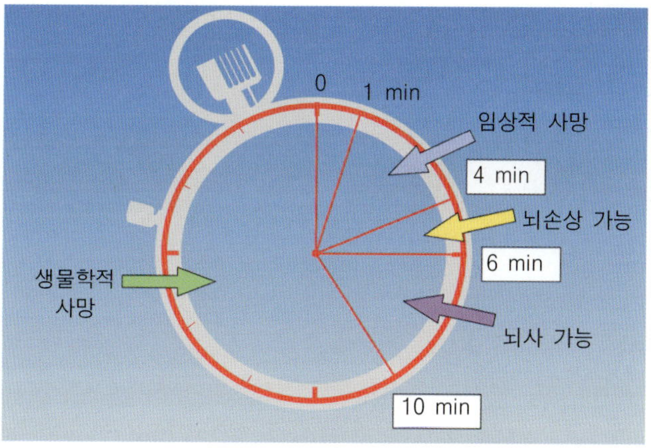

그림 6-2 심정지 시간과 사망

호흡은 크게 외호흡과 내호흡으로 분류를 할 수가 있다.

① 외호흡 : 코 와 입 → 기도 → 기관 → 허파

② 내호흡 : 허파 → 신체 각 조직

호흡이 정지되는 원인으로는 기도폐쇄, 익수, 감전, 쇼크, 가스질식, 가슴이나 허파의 부상 및 약물중독에 의해 발생할 수 있다.

3) 기도유지 방법

(1) 기도유지(일반인)

호흡보조를 위한 기도유지 방법은 머리젖히고-턱들기(head tilt-chin lift) 방법을 사용하여 기도를 개방하도록 권장한다(그림 6-3). 이 방법은 한손을 환자의 이마에 대고 손바닥으로 압력을 가하여 환자의 머리가 뒤로 기울어지게 하면서 다른 손의 손가락으로 아래턱의 뼈 부분을 머리 쪽으로 당겨 턱을 받쳐주어 머리를 뒤로 기울이는 것이다. 이 때 턱 아래 부위의 연부조직을 깊게 누르면 오히려 기도를 막을 수 있기 때문에 주의한다. 기도가 열리면 환자의 입을 열어 입-입(mouth to mouth) 인공호흡을 준비한다.

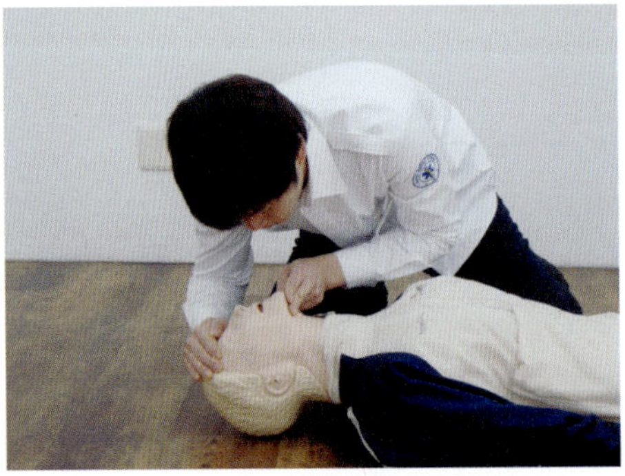

그림 6-3 기도유지 방법

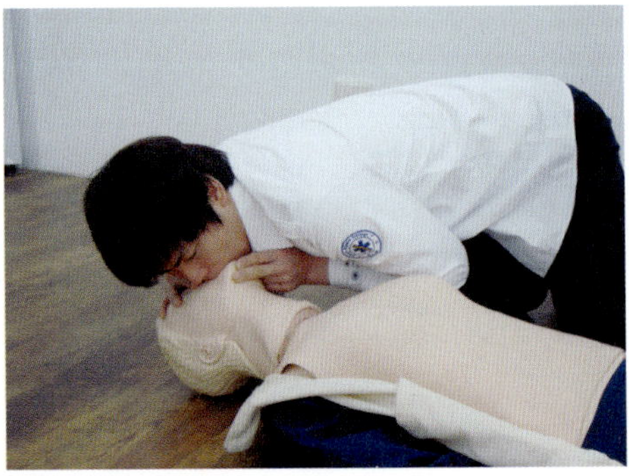

그림 6-4 인공호흡

(2) 기도유지(의료종사자)

의료종사자는 머리나 목에 외상의 증거가 없는 환자의 기도를 확보할 때, 반드시 머리젖히고-턱들기 방법으로 기도를 유지해야 한다.

척추손상 위험이 의심되는 경우에는 척추고정 장치를 적용하는 것보다 먼저 구조자의 손으로 척추 움직임을 제한하는 것을 고려한다. 만약 경추손상이 의심되는 경우에는 머리를 신전시키지 않는 턱 들어올리기 방법을 사용하여 기도를 확보해야 한다. 구조자는 환자의 머리 쪽에서 두 손을 각각 환자 머리의 양 옆에 두고, 팔꿈치는 바닥에 닿게 한다. 그리고 두 손으로 아래턱 모서리를 잡아 위로 들어올린다. 입술이 닫히면 엄지손가락으로 아랫입술을 밀어 열리게 한다. 기도개방을 유지하고 적절한 환기를 제공하는 것이 경추 손상의 보호보다 우선되기 때문에, 만약 이 방법이 기도확보에 적절하지 못한 경우에는 머리젖히고-턱들기 방법을 사용한다. 척추고정 장치는 기도유지를 방해할 수 있으나, 환자를 이송하는 과정에는 필요하다.

4) 인공호흡 - 일회호흡량 및 인공호흡 방법

정상인에서는 산소화와 이산화탄소 배출을 유지하기 위해 1kg당 8~10mL의 일회 호흡량이 필요하다. 심폐소생술에 의한 심박출량은 정상의 약 25%~33% 정도이므로 폐에서의 산소와 이산화탄소 교환량이 감소한다. 심폐소생술 중에는 정상적인 일회호흡량이나 호흡수보다 더 적은 환기를 하여도 효과적인 산소와 이산화탄소의 교환을 유지할 수 있다. 따라서 호흡 보조나 성인 심폐소생술 중에는 500~600mL(6~7mL/kg)의 일회호흡량을 유지한다. 이 일회 호흡량은 가슴팽창이 눈으로 관찰될 때 생성되는 일회호흡량과 일치한다(그림 6-4).

① 1초에 걸쳐 인공호흡을 한다.
② 가슴상승이 눈으로 확인될 정도의 일회 호흡량으로 호흡한다.
③ 환자가 움직임이 있고 맥박이 뛰는 경우에는 5~6초마다 1회 호흡(분당 10~12회)을 제공한다.
④ 인공호흡을 과도하게 하여 과환기를 유발하지 않는다.

(1) 구토하는 경우

인공호흡을 실시하는 도중 가끔 환자가 구토를 일으키는 경우가 발생한다. 이때에는 환자의 머리와 몸을 옆으로 돌려(회복자세) 오물이 입 밖으로 완전히 나오도록 한 후 다시 처치를 반복한다.

(2) 위 팽창

인공호흡을 실시하는 도중 처치원이 기도개방의 정도를 확인하지 않고 계속 실시를 하면 때때로 공기가 기도로 가지 않고 식도를 통해 위로 유입되는 경우가 발생하여 환자가 구토를 하는 등 심각한 문제가 생기기도 한다. 이 때 구토물이 역류하는 현상을 일으켜 기도로 흡인될 수가 있다.

① 너무 많은 양의 공기를 공급하여 허파로 들어가지 못한 공기가 위로 유입될 때
② 기도개방이 불완전할 때
③ 길고 부드럽게 인공호흡을 하여야 하는데 너무 빠르게 공기를 불어넣을 때

(3) 코에 불어넣기(입-코 인공호흡)

입으로 불어넣기가 불가능한 경우, 즉 사고로 인하여 입을 벌릴 수 없거나, 입 주위가 너무 지저분할 때에 사용한다. 방법은 인공호흡 시 환자의 입을 막고 코에 처치원의 입을 대고 실시한다. 그런 다음 환자의 입을 벌려 환기를 시킨다(그림 6-4).

(4) 기문(tracheal stoma)에 불어넣기(구강-기문 인공호흡)

이 방법은 후두 절개술을 받은 환자에게 주로 이용된다. 기문은 목의 전면 중앙에 위치하고 있으며 영구적이다. 이런 환자의 상태를 파악하지 못하여 일반적인 인공호흡을 실시한다면 입이나 코로 들어가는 공기는 환자에게 별 도움이 되지 않는다. 인공호흡 시에는 공기가 새는 것을 방지하기 위하여 한 손으로는 환자의 코와 입을 막고 실시하고 환자가 숨을 내쉴 때에는 코와 입을 개방한다.

chapter 7 심장응급 및 심폐소생술

94p. 생존사슬 chain of survival 변경

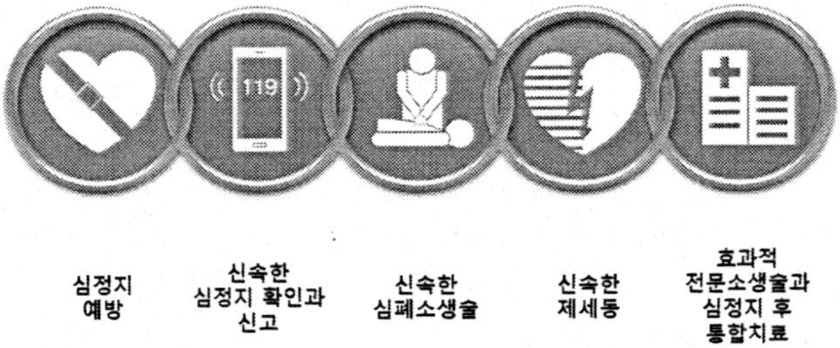
119
심정지
예방
신속한
심정지 확인과
신고
신속한
심폐소생술
신속한
제세동
효과적
전문소생술과
심정지 후
통합치료

그림 출처 : 대한심폐소생협회

95p. 심폐소생술 순서 변경

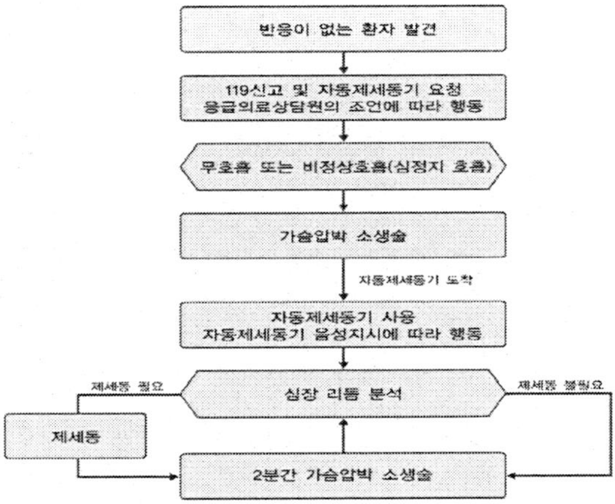

그림 출처 : 대한심폐소생협회

순서 : 의식확인 -> 119신고 및 자동심장충격기 요청 -> 호흡확인 -> 가슴압박소생술 시행

주요 변경사항

가슴압박	성인&소아 압박 위치 : 가슴뼈의 아래쪽 1/2 압박 깊이 : 성인 약 5 cm(그러나 6 cm은 넘지 않도록) 소아 4~5 cm 영아 4 cm
가슴압박 소생술	인공호흡 없이 가슴압박만 계속하는 심폐소생술
심폐소생술	인공호흡을 할 수 있는 일반인은 30회 가슴압박 2회 인공호흡을 반복하는 심폐소생술 시행(30 : 2)

chapter 7

심장응급 및 심폐소생술

제7장 심장응급 및 심폐소생술

급성 심장사 형태의 심정지는 예측이 불가능하며 주로 의료기관 이외의 장소에서 발생한다. 심정지가 발생한 후에는 뇌 등 신체조직에 급격한 허혈성 손상이 발생하기 때문에 신속한 소생술이 시행되어야 소생할 수 있다. 심정지가 발생한 후부터 약 4-5분까지의 시간이 가장 중요하다고 할 수 있다. 이 시기는 아직 조직 손상이 없는 시기로서 심박동이 회복되면 신체의 조직 손상 없이 회복될 수 있는 시기이다. 이 시기에는 심폐소생술과 더불어 심실세동에 대한 제세동 등 자발순환을 회복시키는 치료로서 심박동이 회복될 수 있으며 자발순환이 회복될 가능성이 높은 시기이다. 이 시기에는 신속한 심폐소생술과 더불어 가능한 빠른 시간에 제세동이 시행될 수 있도록 자동제세동기를 사용하거나 응급의료체계에 신속히 연락하여 제세동기가 현장에서 사용될 수 있도록 하여야 한다.

예측되지 않은 심정지는 주로 가정, 공항 등 공공장소, 체육시설, 오락시설, 직장, 쇼핑센터 등 의료기관이 아닌 장소에서 발생한다. 심정지의 첫 목격자는 주로 가족, 동료, 행인 등의 일반인이다. 심정지가 발생한 후 4-5분이 경과하면 뇌에 비가역적 손상이 시작되므로, 심정지를 목격한 사람이 즉시 심폐소생술을 시작하여야 심정지환자를 소생시킬 수 있다. 즉 심정지를 목격한 사람이 심정지의 발생 사실을 응급의료체계에 알리고 즉시 심폐소생술을 시작하여야 심정지환자의 소생을 기대할 수 있다. 심정지를 목격한 사람이 심폐소생술을 한 경우가 심폐소생술을 하지 않은 경우보다 심정지 환자의 생존율이 2-3배 높다.

일반인이 심정지가 발생한 사람을 발견하였을 때 당황하지 않고 응급의료체계에 연락을 하고 심폐소생술을 시작하려면 심폐소생술에 대한 적절한 교육을 받아야 한다. 심폐소생술 교육을 받은 사람의 수가 많아야 목격자에 의한 심폐소생술의 빈도가 높아질 수 있으므로, 각 나라는 일반인에게 심폐소생술의 중요성을 인식시키고 심폐소생술을 교육하고 있다. 우리나라도 학교보건교육에 심폐소생술이 포함됨으로써 심폐소생술의 조기 및 대량 교육의 바탕이 마련되었다.

일반인은 심폐소생술 교육을 받아도 실제 상황에서 수행하지 못하는 경우가 많으며, 교육 후 6개월여가 경과하면 술기를 기억하지 못할 수 있다. 일반인에 대한 심폐소생술 교육은 가능한 단순화시키고 실습위주로 교육하여야 한다.

최근 심폐소생술 중 인공호흡은 하지 않고 가슴압박만을 하는 '가슴압박소생술(compression only 또는 hands only CPR)'이 심정지(cardiac arrest) 발생 초기에는 인공호흡과 가슴압박을 모두 하는 표준 심폐소생술과 유사한 생존율 제고 효과가 있는 것으로 알려졌다. 따라서 심폐소생술 교육에 대한 국가적 전략을 수립하는 과정에서 교육 대상에 따라 심폐소생술의 수준을 다양화함으로써 심폐소생술을 빠르게 보급할 수 있다. 일반인에게는 가슴압박소생술을 빠른 시간 내에 보급하고 일차반응자 및 의료인에게는 심폐소생술의 전과정을 교육하면 심폐소생술 교육의 전파속도를 높이고 교육에 소요되는 시간과 비용을 효율적으로 활용할 수 있을 것이다.

이 장에서는 심정지 시 실시하는 심폐소생술(Cardiopulmonary Resuscitation : CPR)과 심장질환에 대해 살펴보기로 한다. 심정지(cardiac arrest) 시 심장질환은 매우 심각한 상태를 유발할 수 있으므로 협심증, 심근경색 등의 질환에 적절하게 대처할 수 있어야 한다.

1. 심장의 기능

심장은 자기의 주먹만 한 크기의 근육조직으로 각 조직으로의 혈류를 유지하도록 펌프작용을 한다. 심장이 자기의 역할을 충실히 수행하기 위해서는 충분한 산소와 영양분이 심장근육을 통해 지속적으로 공급되어져야 한다. 심장에는 관상동맥(Coronary Artery)이라는 혈관이 있는데 이 혈관은 심장근육에 산소와 영양분을 공급하는 일을 한다.

운동이나 흥분상태와 같이 조직으로 혈류를 많이 보내야 하는 경우에는 심근은 더 많은 일을 하게 되고, 심장근육에서의 일이 증가할 때에는 심근에 더 많은 산소를 공급하기 위하여 관상동맥을 통한 혈류량이 많아져야 한다. 관상동맥은 산소와 영양분이 충분한 혈액을 공급하는 통로이지만 산소공급이 부족하게 되면 심장근육은 혈액의 펌프작용을 제대로 수행하지 못하게 된다.

혈관벽에 지방이 지속적으로 축적되어 발생되는 동맥경화증(arteriosclerosis)은 혈관벽을 악화시키고 파괴시킬 수 있으며 관상동맥이 좁아지거나 혈관이 넓어지는데 장애를 받아 필요한 산소 요구량 만큼의 혈류를 심장근육에 공급할 수가 없다.

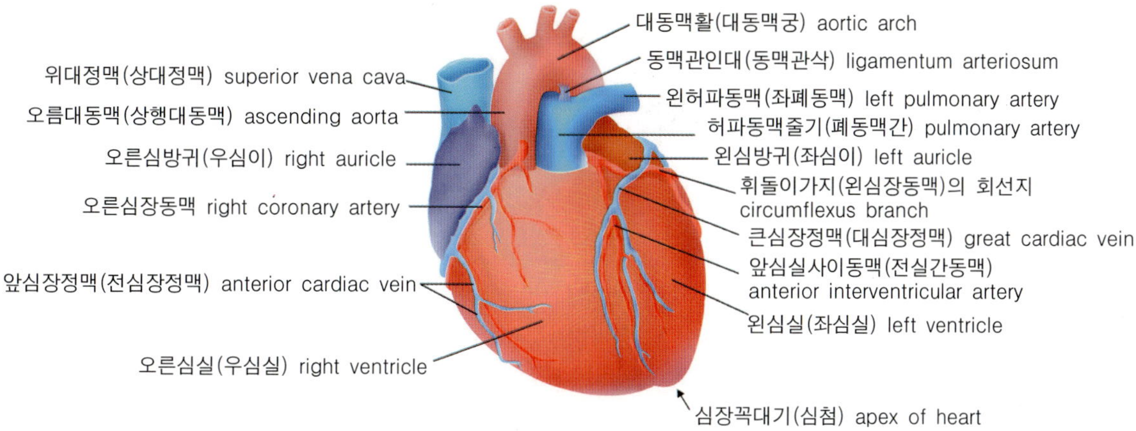

그림 7-1 심장혈관(앞면)

동맥경화증은 서서히 진행되므로 몇 년이고 깨닫지 못하고 생활할 수도 있다. 대부분 초기상태에서는 자신의 증상을 느끼지 못하지만, 혈관의 협착이 진행될수록 심장근육에 충분한 혈액공급이 이루어지지 않으므로 뒤늦게 이상이 있다는 것을 발견하게 된다. 예전에는 장, 노년층에서 주로 심장질환이 발생하였지만 근래에는 나이에 관계없이 젊은층에서도 빈번하게 발생하고 있다.

1) 혈액순환(Circulation)

(1) 대순환(체순환, systemic circulation)

① 몸 전체를 돌아오는 혈액순환

② 좌심방 → 좌심실 → 대동맥 → 전신동맥 → 모세혈관 → 정맥 → 우심방

(2) 소순환(폐순환, pulmonary circulation)

① 허파에서 가스교환을 하기 위한 혈액순환

② 우심방 → 우심실 → 허파동맥 → 허파 → 허파정맥 → 좌심방

2. 협심증(Angina Pectoris)

관상동맥을 통해 공급되는 혈류량이 심장근육이 요구하는 산소요구량보다 적을 때 가슴에 통증을 느끼게 되는데 이것을 흔히 협심증이라고 한다. 동맥경화증으로 유발되며 관상동맥의 혈관 면적이 약 75%이상 막힐 때부터 협심증이 발생한다.

협심증의 증상은 대부분 갑자기 발생하며, 주로 "가슴을 쥐어짜는 듯 한 통증" 또는 "누가 내 가슴위에 서 있는 듯 한 통증" 이라고 많이 표현된다. 협심증은 관상동맥 질환이 있더라도 평상시에는 증상이 없다가 심장근육의 산소요구량이 증가하는 상황(충격-shock, 운동)이 발생하면 흉통(chest pain)이 발생하며 환자가 안정을 취하면 산소요구량이 감소되어 증상이 사라지게 된다.

증상은 대부분 가슴우리(흉곽)의 중앙이나 약간 좌측 부위에서 많이 발생하며 턱, 어깨, 팔(특히 왼쪽) 또는 상복부로 전이 될 수도 있다. 통증은 약 3~10분정도 지속되며 호흡곤란, 발한, 오심 등을 동반하기도 하는데 환자를 편히 쉬게 함으로써 심장의 흥분상태를 가라앉혀 산소요구량을 감소시키거나, 심장근육으로의 산소공급을 증가시키면 통증은 사라지게 된다.

협심증의 또 다른 증상으로는 환자들이 통증을 느끼지는 않지만 가슴이 답답하고, 바늘로 가슴을 콕콕 찌르는 것 같고, 숨쉬기가 힘들고, 소화가 안되는 것처럼 명치 쪽이 더부룩하거나, 가끔은 가슴에서 통증이 발생하지 않고 턱, 어깨, 팔 부위에서 통증을 호소하는 경우가 있다.

이럴 때에는 "체했겠지"나 "괜찮아지겠지" 하고 그냥 넘기지 말고 한번쯤은 심장에 문제가 있나? 라는 의심을 갖고 진료를 받는 것이 건강을 위해 필요할 것이다. 심장질환이 있는 사람들의 처음 반응은 심장병이 아니라고 부정하는 것이 대부분이기 때문이다.

협심증 환자에게는 니트로글리세린(NTG : nitroglycerin)이라는 약을 투여하여야 한다. 하얀색의 작은 알약으로서 환자의 혀 밑에 넣으면 수초 내에 혈관의 민무늬근(평활근)을 이완시키고 관상동맥을 확장시켜 혈류량을 증가시키고 심근으로의 산소공급을 증가시키기 때문이다.

보통 이 알약은 환자 스스로 소지하고 있는 경우가 많으므로 가슴이 아프다고 하면서 호흡을 제대로 하지 못하는 환자를 발견하면 먼저 병력과 약의 소지 여부를 질문하여 응급처치를 하여야 한다.

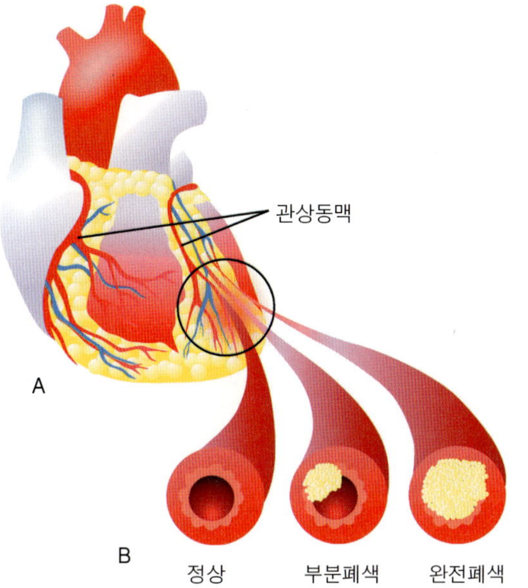

그림 7-2 A. 관상동맥은 심장근육으로 혈액을 공급한다.
B. 관상동맥은 혈관 안에 쌓인 찌꺼기 때문에 심장근육으로 가는 혈액 공급이 감소되어 심장발작을 일으킨다.

1) 협심증의 임상증상

통증 부위	전흉부, 흉골하부
통증의 특징	소화불량 처럼 더부룩함, 누르는 듯한, 쥐어짜는 듯한, 가슴이 답답함, 뻐근한 듯한 통증 등으로 표현
통증의 지속시간	3~5분 (20분 이내)
통증의 유발인자	운동, 정신적 스트레스, 흡연
통증을 경감시키는 요소	휴식
전이통	왼쪽 팔의 통증, 목의 통증, 턱의 통증
발병되는 임상 증상	식은 땀, 호흡곤란, 실신
니트로글리세린에 대한 반응	1, 2회 설하 투여로 통증 소실

응급처치 : ① 환자를 편안하게 앉힌 자세를 취해준다.
② NTG 소지 시 혀 밑에 넣어준다.
③ 응급의료기관에 도움을 요청한다.

3. 급성심근경색(Acute myocardial infarction : MI)

동맥경화증이 심해지거나 관상동맥의 협착 또는 관상동맥내로 혈액응고가 발생하여 관상동맥이 폐쇄되면 혈액순환과 함께 공급되던 산소가 차단되어 심근의 괴사가 발생하는 현상을 급성심근경색이라 한다. 발생 부위는 우심실(Right Ventricle) 보다는 주로 좌심실(Left Ventricle) 부위에서 빈발한다.

좌심실이 우심실보다 3배정도 심실벽이 두껍고 일의 양이 많아 우심실보다 많은 양의 산소부족상태에 이르게 된다. 심근경색 부위의 수축력이 급격히 감소하여 심장의 기능인 조직으로의 혈류공급에 장애가 발생하고, 심근세포가 전기적으로 불안정한 상태가 되어 심장성 쇼크, 울혈성 신부전, 부정맥(arrhythmia)에 의한 급사(sudden death) 등 심각한 합병증을 일으킬 수 있다.

1) 합병증

(1) 심장성 쇼크

심근경색 후 처음 24시간 내에 일어나는 초기 합병증으로 심근의 약 40%정도 손상(괴사)시 혈액 펌프작용이 제대로 되지 못한다.

(2) 울혈성 심부전

심근경색 후 언제라도 발생할 수 있어서 짧게는 수 시간에서 길게는 수일 내에 발생한다. 이는 심장의 수축 기능에 손상을 입어 혈액을 효과적으로 박출하지 못해 발생하는 것으로써 만약 환자가 핑크빛의 거품이 섞인 가래를 뱉는다면 폐부종을 의심하여야 한다.

☆ 폐부종 : 심장이 혈액을 효율적으로 박출해 내지 못하므로 허파정맥 압력이 증가하여 허파조직 내의 수액이 증가하는 현상

☞ 징후 : 호흡곤란, 핑크빛의 거품이 있는 가래 배출

☞ 처치 : 앉힌 자세로 산소공급하고 기도 내 분비물 제거

(3) 부정맥에 의한 급사

급성심근경색이 발생한 환자 중 약 40% 정도는 병원에 도착하기 전에 사망하여 치료를 받지 못하는 경우가 많다. 심근경색 초기의 사망원인은 부정맥(심장박동의 이상)이 발생하여 펌프작용을 제대로 할 수 없는 상태로 심근경색 후 부정맥이 자주 발생하는 시기는 보통 심근경색 후 1시간 이내이다.

2) 심근경색의 증상

특별한 원인이 없는 갑작스런 무력감, 오심, 발한, 흉통, 허파부종, 부정맥에 의한 급사

★ 협심증과 심근경색 흉통의 차이점

① 심근경색은 협심증보다 오래 지속(30분 이상)

② 협심증과는 달리 운동이나 정신적 스트레스와 연관이 없다

③ 휴식이나 니트로글리세린의 투여로 소실되지 않는다.

3) 심근경색의 증세

① 심박동 : 심박동 증가, 서맥, 부정맥 발생 시 심박동 불규칙

② 혈압 : 심박출량 감소로 저하

③ 호흡 : 폐부종시 호흡곤란, 얕고 빠르다

④ 전반적인 소견 : 매우 놀란 상태, 식은 땀, 메스꺼움, 구토, 창백, 청색증

⑤ 의식상태 : 불안감

4) 응급처치

① 환자를 안심시킨다.

② 환자에게 질문하여 병력(과거력)을 알아낸다.

③ 환자의 자세를 숨쉬기 편안하게 앉혀준다.

④ 응급의료기관에 도움을 요청한다.

4. 심장질환의 위험요소

1) 조절 할 수 있는 위험요소
   흡연, 콜레스테롤이 많은 음식, 고혈압, 운동부족

2) 조절할 수 없는 위험요소
   유전적인 요인, 성별(남자 > 여자), 연령, 당뇨

3) 보조인자로 작용하는 위험요소
   스트레스, 비만

이러한 위험요소를 줄일 수 있는 방법으로는 규칙적인 생활습관으로 심장질환을 미리 예방하는 것이다.

5. 심폐소생술(Cardio Pulmonary Resuscitation : CPR)

심장정지란 심장이 자율적으로 펌프작용이 되지 않아 박동이 멈추거나 불규칙하여 효과적으로 혈액순환이 되지 못하는 상태로 이 상태가 되면 호흡도 곧 멈추게 된다. 심장정지를 일으키는 가장 흔한 원인은 심장혈관질환 때문이다. 환자가 심정지 상태로 5분 이상 지나게 되면 임상적 사망에서 생물학적 사망으로 환자의 상태가 더 악화된다.

심정지 환자를 소생시키기 위한 심폐소생술은 의료인뿐만 아니라 일반인도 반드시 배워야만 한다. 현재 소방방재청과 대한심폐소생협회 등 여러 단체들이 전국민을 대상으로 심폐소생술 교육을 확대하여 목격자 심폐소생술 비율을 높여 생존율을 높이기 위해 노력하고 있다. 이를 통해 119구급차가 현장에 도착할 때까지 일반인(목격자)에 의해 심폐소생술이 이루어지고, 119구급대원이 출동하여 기본&전문인명소생술을 시행하며 병원으로 이송하는 시스템이 이어진다면 우리나라의 심정지 환자 생존율은 높아질 것이다(그림 7-3).

심정지로 인한 주요 장기의 비가역적 손상을 예방하기 위해 인공호흡과 혈액순환을 병행하여 조직으로의 산소공급과 최소한의 혈액순환을 유지함으로써 궁극적으로 환자의 심박동을 회복시켜서 환자를 소생시키기 위한 응급처치 방법이다. 즉, 심폐소생술의 목적은 심폐의 정지 또는 부전에 따른 비가역적 뇌의 무산소증을 방지함에 있다. 뇌의 무산소증은 심폐정지 후 4-6분 이상을 방치하면 발생하므로 이 시간 이내에 소생술이 시작되어야 한다는 것을 의미한다.

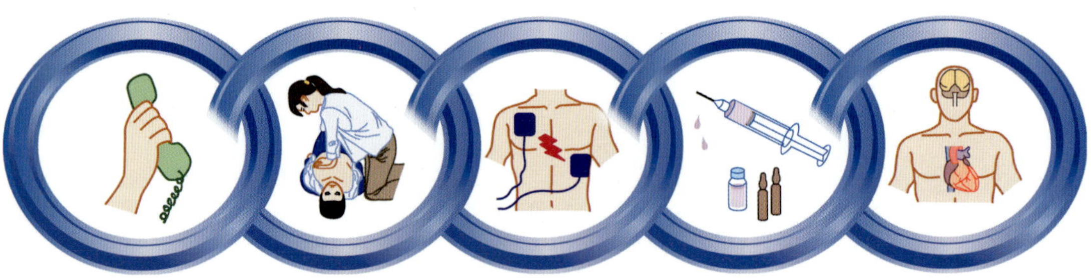

그림 7-3 생존사슬 chain of survival
[출처 : 대한심폐소생협회]

1) 심폐소생술 순서

(1) 의식(반응) 및 호흡확인

심정지 환자의 응급처치에서 중요한 첫 단계는 즉시 환자의 반응을 확인하는 것이다. 환자의 어깨를 두드리면서 "괜찮으세요?" 라고 소리쳐서 반응을 확인한다. 쓰러져 있는 환자의 머리나 목의 외상이 의심되면 불필요한 움직임을 최소화하여 손상이 악화되지 않도록 한다.

반응을 확인할 때 숨을 쉬고 있는지 호흡이 정상인지, 아닌지 함께 확인해야 한다. 만약 환자가 반응이 없고, 호흡이 없거나 심정지 호흡처럼 비정상적인 호흡을 보인다면 심정지 상태로 판단한다. 특히, 심정지 호흡은 심정지 환자에게서 첫 수 분간 흔하게 나타나며, 이러한 징후를 놓치면, 심정지 환자의 생존 가능성은 낮아진다.

심정지 호흡(agonal gasps)은 심정지 발생 후 초기 1분간 40% 정도에서 나타날 수 있다. 심정지 호흡을 심정지 징후라고 인식하는 것이 신속한 심폐소생술을 진행하고 소생 성공률을 높이는 데 매우 중요하다.

(2) 119신고 및 자동제세동기 요청

심정지 상태임을 인지하면, 바로 119에 신고한다. 만약 신고자가 자동제세동기 교육을 받은 구조자이고 주변에 자동제세동기가 있다면 즉시 가져와 사용하며, 이후 순서에 따라 심폐소생술을 시행한다. 이때 두 명 이상의 구조자가 현장에 있다면 한 명은 심폐소생술을 시작하면서, 동시에 다른 한 명은 신고와 자동제세동기를 가져오도록 한다.

119에 신고할 때 구조자는 응급의료상담원의 질문에 발생 장소와 상황, 환자의 숫자와 상태, 필요한 도움 등의 대답을 할 수 있도록 준비한다.

(3) 가슴압박

가슴압박은 심폐소생술 동안 심장과 뇌로 충분한 혈류를 전달하게 위한 필수적 요소이다. 가슴압박으로 혈행을 효과적으로 유지하려면, 복장뼈 아래쪽 절반 부위를 강하게 규칙적으로 그리고 빠르게 압박해야 한다. 성인의 심정지 경우 가슴압박의 속도는 적어도 분당 100회 이상을 유지하면서 분당 120회를 넘지 않아야 하고, 압박 깊이는 적어도 5cm이상을 유지하면서 6cm를 넘지 않도록 한다.

가슴을 압박할 때 손의 위치는 '가슴의 중앙'이 되어야 한다. 또한 가슴압박 이후 가슴의 이완이 충분히 이루어지도록 한다. 가슴압박이 최대한으로 이루어지기 위해 가슴압박이 중단되는 시간과 빈도를 최소한으로 줄여야 한다.

가슴압박과 인공호흡의 비율은 30:2를 권장한다. 1인 또는 2인 이상의 구조자가 심폐소생술을 하는 경우 성인의 가슴압박 대 인공호흡의 비율은 30:2를 유지한다. 심폐소생술의 일관적인 질 유지와 구조자의 피로를 고려하여 2분마다 가슴압박과 인공호흡을 교대할 것을 권장한다.

(4) 기도유지 및 2회 인공호흡

입-입 인공호흡을 하는 방법은, 먼저 환자의 기도를 개방하고, 환자의 코를 막은 다음 구조자의 입을 환자의 입에 밀착시킨다. 인공호흡은 "보통 호흡(구조자가 숨을 깊이 들이 쉬는 것이 아니라 평상 시 호흡과 같은 양을 들이쉬는 것)"을 1초 동안 환자에게 불어넣는 것이다.

인공호흡이 실패하는 가장 흔한 원인은 부적절한 기도개방에 있는데, 첫 번째 인공호흡을 시도했을 때 환자의 가슴이 상승되지 않는다면 머리젖히고-턱들기를 정확히 다시 한 다음에 두 번째 인공호흡을 시행한다. 과도한 환기는 불필요하며 위 팽창과 그 결과로써 역류, 흡인 같은 합병증을 유발할 수 있다.

과도한 환기는 가슴우리(흉곽)내압을 증가시키고 심장으로 정맥혈 귀환을 저하시켜 심박출량과 생존율을 감소시키므로 주의해야 된다. 따라서 심폐소생술 동안 심정지 환자에게 과도한 인공호흡을 시행해서는 안 된다.

심폐소생술시 인공호흡의 일차 목적은 적절한 산소화를 유지하는 것이며, 이는 심폐소생술이 시작되기 전까지 동맥혈 내의 산소 함량이 유지되면 심폐소생술 첫 몇 분 동안은 혈액 내 산소함량이 적절하게 유지된다.

심정지가 발생한 후 시간이 지남에 따라 혈액과 허파 속의 산소가 대폭 감소되기 때문에 심정지가 지속된 환자에게는 인공호흡과 가슴압박 모두가 중요하다. 또한 저산소증에 의해 유발되는 익사환자와 같은 질식성 심정지 환자에게 인공호흡은 반드시 시행되어야 한다.

☆ 심폐소생술 순서

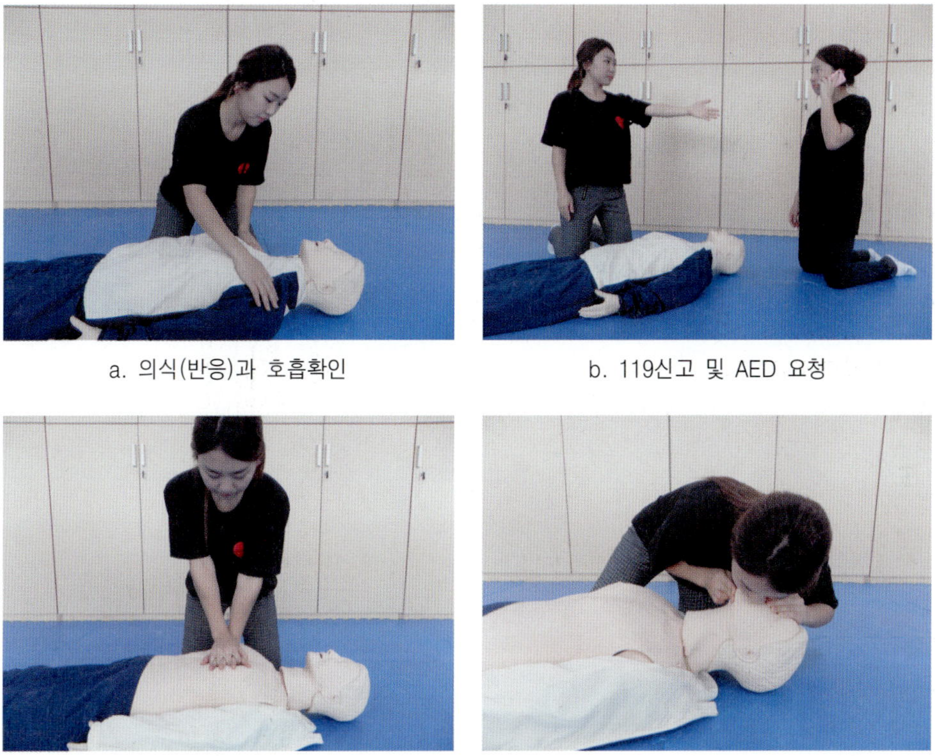

a. 의식(반응)과 호흡확인　　b. 119신고 및 AED 요청

c. 가슴압박 30회　　d. 2회 인공호흡

그림 7-4 심폐소생술 순서

2) 처치실시 중 주의 사항

① 압박과 이완 시 손이 가슴에서 떨어지면 안 된다.
② 압박과 이완은 50 : 50 비율로 실시한다.
③ 연속동작으로 끊임없이 실시한다.
④ 압박이 멈추는 시간은 10초 이내로 한다.
⑤ 팔꿈치가 구부러져서는 안 된다
⑥ 속도를 유지하며 리드미컬하게 실시한다.
⑦ 갈비뼈(늑골)골절 시에도 계속 실시한다(멈추면 사망).
⑧ 피로를 예방하기 위해 2분마다 다른 사람과 교대한다.

3) 심폐소생술을 종료할 수 있는 경우

① 자발적으로 호흡과 순환을 회복한 경우
② 구급대원이나 다른 사람과 교대할 때
③ 극도로 지쳐서 도저히 계속할 수 없을 때(30분 이상 시행)
④ 의사가 사망을 선고한 경우

4) 심폐소생술의 연령별 구분

	성 인	어 린 이	영 아
손의 위치	가슴의 중앙/두 손을 복장뼈(흉골) 절반의 하부에	한 손을 복장뼈(흉골) 절반의 하부에	두 손가락을 유두선 바로 아래에
압박 깊이	5~6cm	5cm(가슴 두께의 1/3이상)	4cm(가슴 두께의 1/3이상)
속도	분당 100~120회 30회 압박에 15~18초 사이		
인공 호흡	가슴이 올라올 정도/ 2회 불어넣기 (1회 불기시간 : 1초)		
주기	30 : 2 (2분 5주기 반복)		

5) 가슴압박소생술(compression only 또는 hands only CPR)

2011 한국 심폐소생술지침에서는 심폐소생술 교육을 받지 않은 사람, 심폐소생술 교육을 받았으나 인공호흡과 가슴압박의 모든 과정을 자신 있게 할 수 없다고 생각하는 사람 또는 인공호흡을 꺼리는 사람이 심정지를 목격하였을 때 가슴압박소생술을 하도록 권장하고 있다. 다만 호흡정지, 익수 등에 의한 심정지 환자에서는 심폐소생술 과정에서 인공호흡이 필수적으로 병행되어야 한다.

낮은 심폐소생술 보급률과 인공호흡에 대한 일반인들의 태도 등을 고려할 때, 가슴압박소생술의 권장은 목격자 심폐소생술 시행률을 단시간에 높일 수 있는 심폐소생술 보급 전략이 될 수 있다.

가슴압박소생술을 하면 심폐소생술의 모든 과정을 심정지 확인→신고 →가슴압박의 세단계로 단순화 할 수 있기 때문에 심폐소생술에 대한 국민들의 수용

가능성을 높일 것이다.

국가적인 심폐소생술 보급 정책도 가슴압박소생술을 우선 보급하여 심폐소생술에 대한 국민의 인식과 교육 수용성을 높임으로써 일차적으로는 목격자 심폐소생술 시행률을 높인 다음에 단계적으로 표준 심폐소생술을 확산시키는 전략적 접근이 가능하다.

6. 제세동과 자동제세동기 (Automated External Defibrillator : AED)

제세동(defibrillation)은 심실세동(ventricular fibrillation)과 무맥성 심실빈맥(pulseless ventricular tachycardia)이라고 불리는 치명적인 심부정맥을 중지시키기 위해서, 환자의 흉벽을 통하여 심장에 전류를 가하는 치료방법을 말한다(그림 7-5, 6).

자동제세동기(AED)는 심장의 리듬을 분석하고 필요하다면, 심장마비 환자에게 전기충격을 주는 전기장치이다.

AED는 전원을 켜고 패드를 부착하면 기계 자체적으로 환자의 심장상태를 분석하여 다음 단계의 처치과정을 알려주기 때문에 모든 사람이 쉽게 사용할 수 있다.

※ **설치장소** : 공항, 기차역, 고속도로 휴게소, 보건소, 도서관, 주민센터, 백화점 등 많은 사람들이 이용하는 시설.

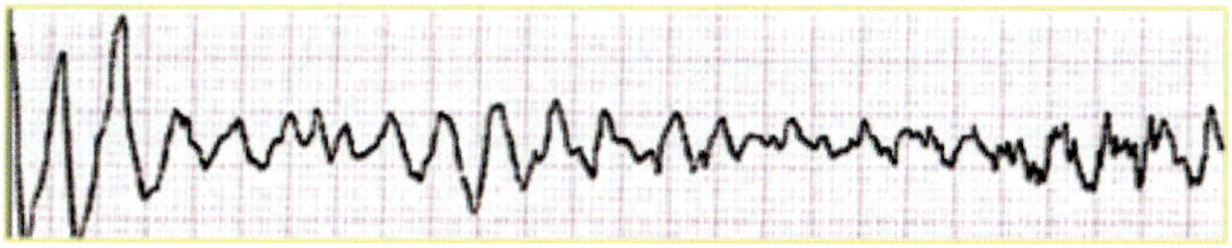

그림 7-5 심실세동(VF)

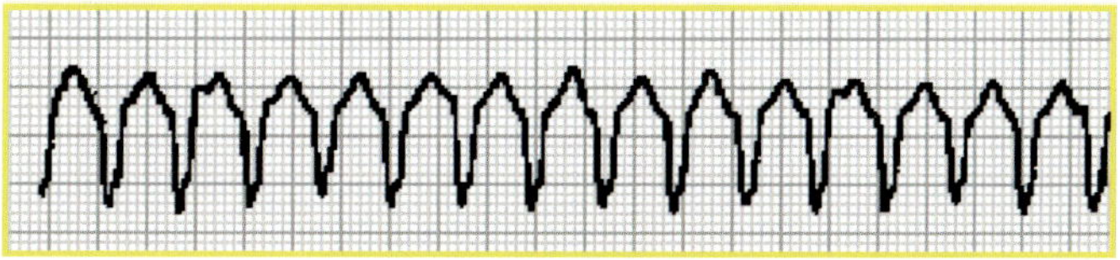

그림 7-6 심실빈맥(VT)

1) 자동제세동기(AED) 사용

심폐소생술 시행 도중 자동제세동기를 가진 사람이 도착하면 즉시 심전도 리듬을 분석하여 심실세동이나 맥박이 없는 심실빈맥이면 1회의 제세동을 실시한다. 제세동 후에는 곧바로 가슴압박을 실시하며 5주기의 심폐소생술을 시행한 후에 다시 한 번 심전도를 분석하여 적응증이 되면 제세동을 반복한다. 제세동이 필요 없는 심전도 리듬인 경우에는 가슴압박과 인공호흡을 계속한다.

제세동기를 사용하는 과정에서도 가능하면 가슴압박의 중단이 최소화 되도록 노력한다. 자동제세동기는 2분마다 재작동하여 환자의 심장상태를 분석한다. 따라서 구급차 올 때까지 또는 병원에 도착할 때까지 전원을 끄거나 패드를 제거하지 않는다(그림 7-7).

2) 주의사항

안전한 사용을 위해서는 다음에 유의해야 한다.

(1) 무의식, 무호흡, 무맥박이 확인된 환자에게만 분석을 시작한다.

(2) 만약 물에 빠진 환자라면 젖은 옷을 벗기고 패드를 붙일 곳 주변의 물기를 닦아준 후 패드를 붙인다.

(3) 성인에게는 성인용 패드를 사용한다. 단, 소아에게는 성인용 패드를 사용할 수 있다.

(4) 시작 전에 환자 머리에서 발끝까지 둘러보면서 "모두 물러나세요" 라고 소리치고 눈으로 확인한다.

(5) 전기충격 버튼을 누를 때 다른 사람이 환자 몸에 접촉하고 있다면 심각한 부정맥이 발생할 수 있으므로 환자 몸에서 모두 떨어진다.

(6) 자동제세동기는 2분마다 재작동하여 환자의 심장상태를 분석한다. 따라서 구급차 올 때 까지 또는 병원에 도착할 때까지 전원을 끄거나 패드를 제거하지 않는다.

CPR 실시 중
AED 도착하면

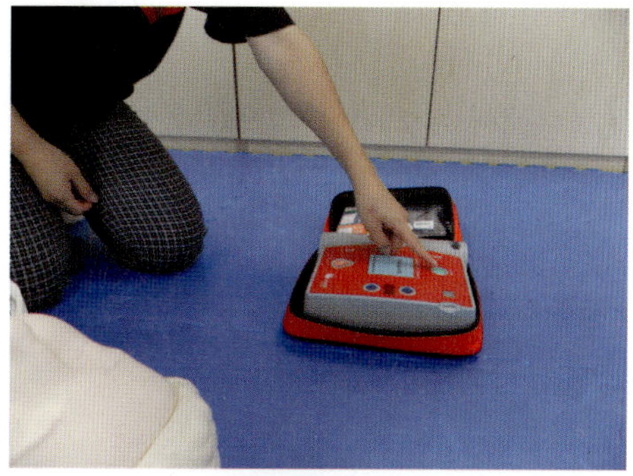

a. 전원을 켠다.

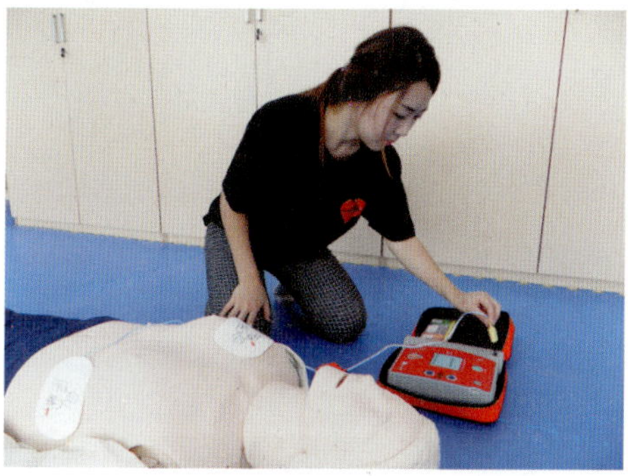

b. 패드를 부착하고 전선을 연결한다.

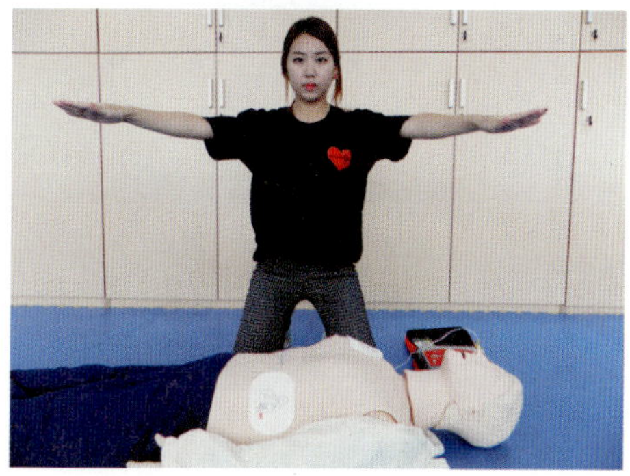

c. 분석을 위해 환자에서 모두 떨어진다.

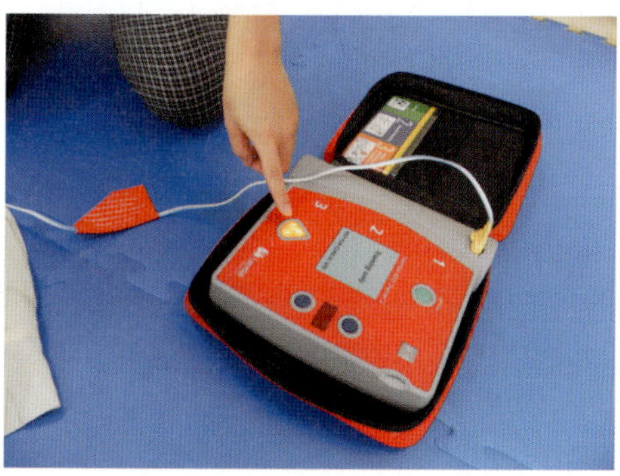

d. 전기 충격이 지시되면 깜박이는 버튼을 누른다(환자에서 모두 떨어진 상태에서).

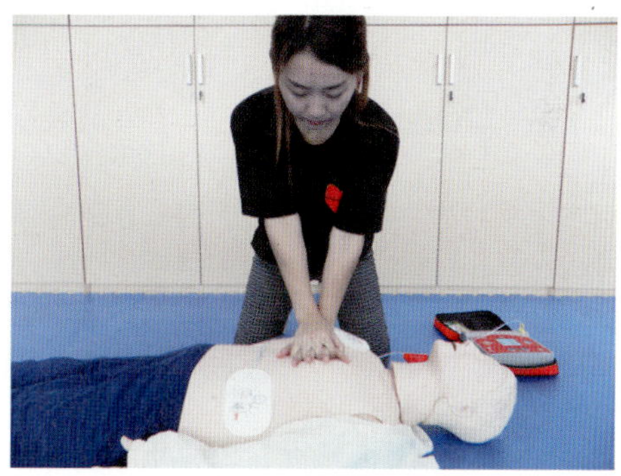

e. 즉시 심폐소생술을 실시한다.

그림 7-7 자동제세동기 사용법

7. 어린이 & 영아 심폐소생술

1) 어린이 심폐소생술 방법

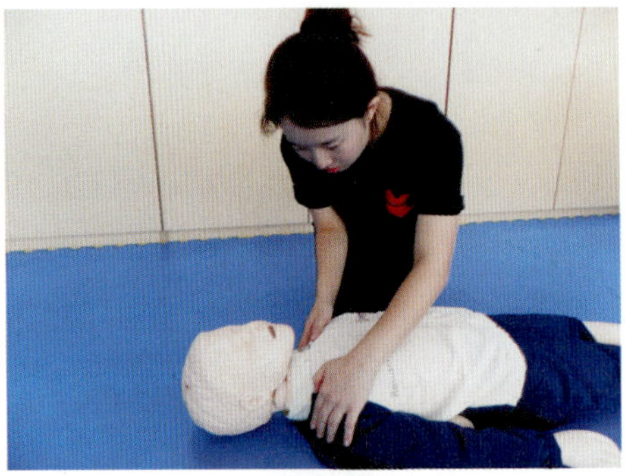

a. 의식(반응)과 호흡확인

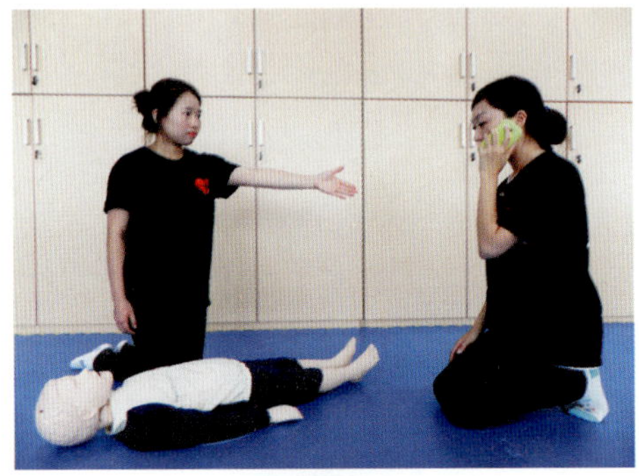

b. 119신고 및 AED 요청

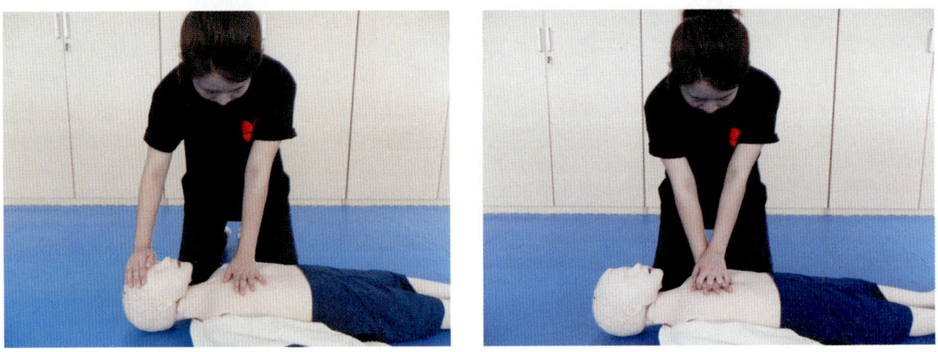

c. 한손 가슴압박 또는 두손 가슴압박

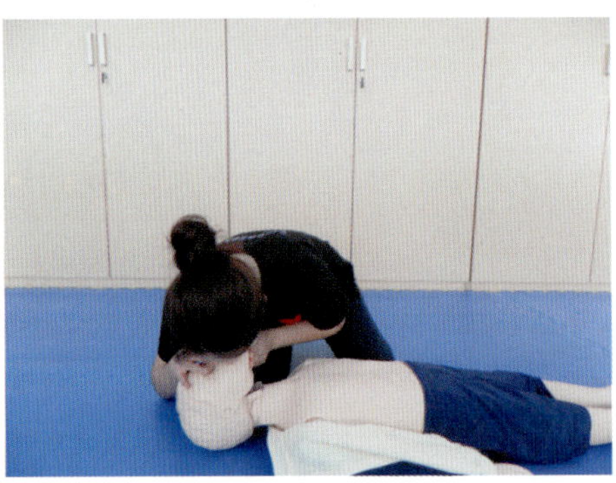

d. 2회 인공호흡

30회 가슴압박과 2회 인공호흡 반복
자동제세동기가 있으면 사용

그림 7-8 어린이 심폐소생술 방법

2) 영아 심폐소생술 방법

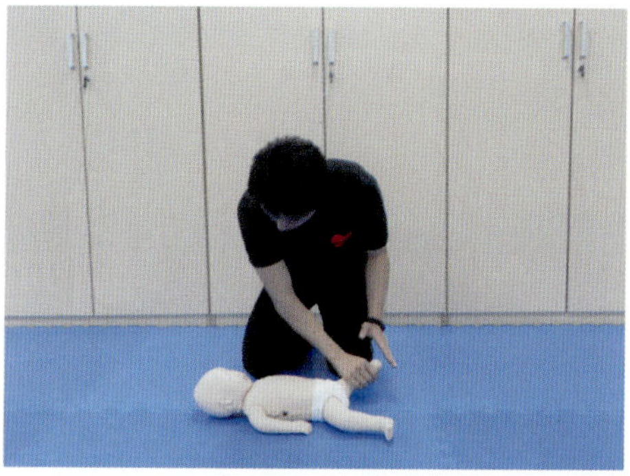

a. 의식(반응)과 호흡확인

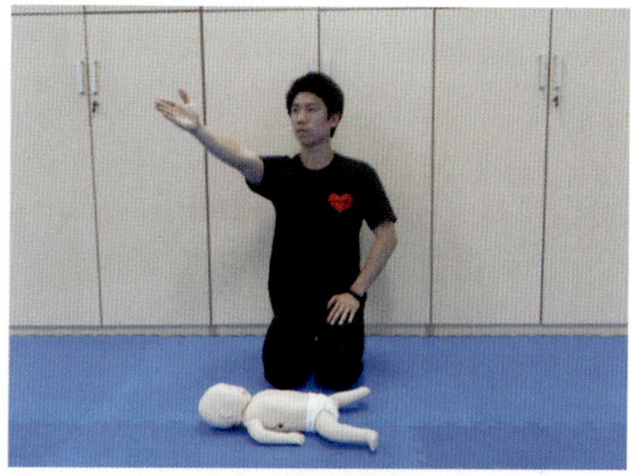

b. 119신고 및 AED 요청

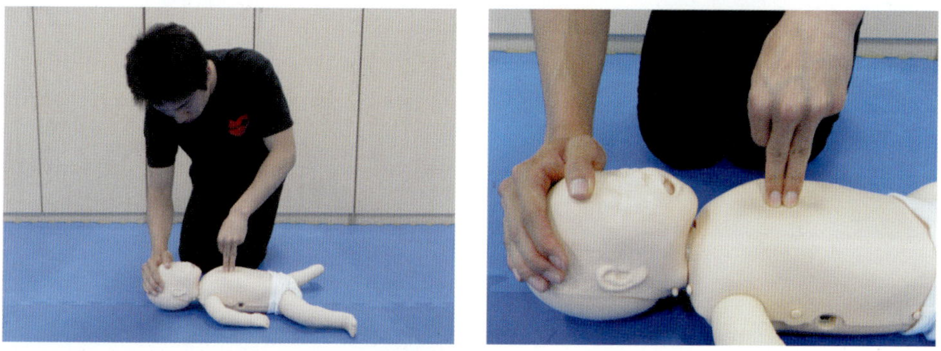

c. 유두선 바로 밑을 두 손가락으로 가슴압박 30회

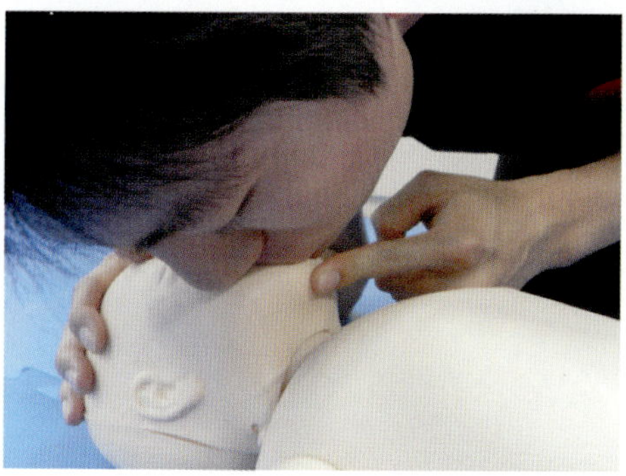

d. 2회 인공호흡

30회 가슴압박과 2회 인공호흡 반복
수동 제세동기가 있으면 사용

그림 7-9 영아 심폐소생술 방법

chapter 8

출혈(Bleeding)

제8장 출혈(Bleeding)

신체의 조직이 손상된 상태로서 주로 피부나 점막이 손상된 상태를 의미한다. 출혈은 크게 외출혈과 내출혈 두 가지로 분류할 수 있다.

1. 출혈의 증상 및 위험성

1) 증상

무력감이나 혈압저하, 의식 장애 등의 증상을 나타내다가 결국에는 쇼크로 진행되고 심하면 죽음까지 초래한다.

2) 위험성

성인은 체중의 6~8%, 더 정확하게 말하자면 70~80mL/kg에 해당하는 혈액을 체내에 저장하고 있는데 전체 혈액량의 10% 이상이 출혈로 소실되면 위험한 상태가 된다.

성인 : 400~500mL, 어린이 : 100~200mL, 영아 : 25~30mL

2. 출혈의 형태

1) 동맥출혈(Arterial bleeding)

동맥에서 혈액이 손실되는 것으로 동맥은 산소가 풍부한 혈액을 심장에서 온몸으로 운반하는 혈관이다. 혈액의 색깔을 보면 밝은 빨간색이다. 동맥의 출혈은 심각한 상태를 초래할 수 있으며 지혈하기가 어렵고 의학적으로 즉각적인 주의가 필요하다.

2) 정맥출혈(Venous bleeding)

정맥에서 혈액이 손실되는 것으로 계속 흘러나오면 심각할 수도 있으며 어두운 붉은색으로 거의 적갈색이다. 정맥의 출혈은 동맥의 출혈보다 지혈하기가 쉽다.

3) 모세혈관출혈(Capillary bleeding)

모세혈관은 제일가는 혈관으로서 모세혈관에서 혈액이 나오는 것을 모세혈관출혈이라 한다. 모세혈관출혈은 일반적으로 빠르지 않은 반면 감염의 위험은 동맥, 정맥출혈보다 더 많다.

※ 동맥출혈이 위험해 보이지만 심한 정맥출혈이 더욱 위험하다.

(1) 지혈을 위한 신체반응

혈관이 상처를 받게 되면 출혈을 최대한 줄이기 위해서 혈관 끝이 수축되고 위축현상이 일어난다. 동시에 손상된 혈관에서 유출된 혈액이 응고되기 시작한다(그림 8-1). 응고는 많은 요소가 작용하는 복잡한 과정이므로 필요한 요소 중 한두 개가 없으면 지연되거나 응고되지 않는다.

(2) 지혈과정

순서를 보면 다음과 같다.

① 혈관벽이 손상되면 상처주위로 혈소판이 응집된다. 혈소판은 상처를 덮으면서 혈액 내 섬유소원을 섬유소로 전환시키는 응고인자를 방출한다.

② 섬유가 조그만 그물을 형성하여 더 많은 혈소판을 부착시켜 젤리 모양의 혈전을 형성한다.

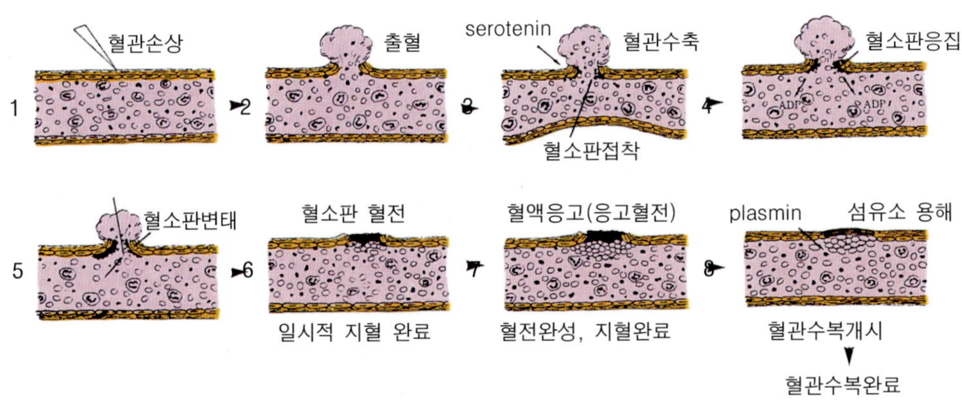

그림 8-1 지혈을 위한 신체반응

③ 혈전이 수축되면서 체액을 분비한다. 이 체액은 감염 방지를 위한 항체와 치유과정을 촉진시키는 세포를 포함하고 있다. 상처 주변 조직에 체액이 모여서 주위가 붓는다.

3. 외출혈

외출혈은 외부상처에서 발생한다. 즉 상처로부터 출혈되는 것을 눈으로 직접 확인할 수 있는 상태이다. 예를 들면, 개방성 골절부위에서의 출혈, 피부의 심부 열상에 의한 출혈, 비출혈(코피) 등이 있다.

외부상처는 형태에 따라 다음과 같이 나누어진다(그림 8-2-a, b).

1) 절창

칼이나 유리조각 등 날카로운 물체에 의해 갈라진 깨끗한 상처를 말한다. 혈관이 상처에서 절단된 상태이기 때문에 출혈의 양이 많다. 사지 절창은 힘줄 등 심부조직절단이 동반되는 경우가 있다.

2) 찰과상

피부가 박탈된 상태로 통증이 매우 심하고 넘어지거나 마찰에 의한 타박상에서 많이 발생한다. 염증을 유발하는 세균에 오염되는 경우가 많이 발생한다.

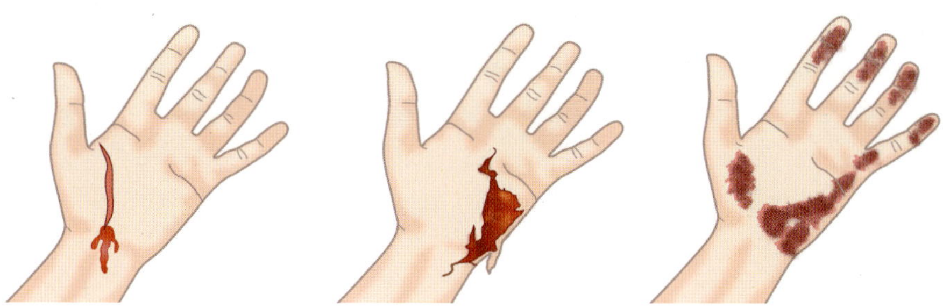

그림 8-2-a **외부상처 형태**

3) 열상

기계, 물체 등에 의해 울퉁불퉁하게 찢어진 상처를 말한다. 절창보다 출혈은 적으나 조직손상과 타박상은 심하다. 열상은 세균감염이 잘되고 염증도 잘 발생한다.

4) 자상

손톱, 바늘, 칼 등에 찔린 상처로 입구는 작지만 내부 손상이 깊은 상처를 말한다. 상처 속으로 더러운 물질과 세균이 유입되기 쉽고 염증의 발생이 잘된다.

5) 총상

총알 등이 체내에 박히거나 관통한 상처로 심한 내부손상과 세균오염을 유발시킨다. 상처 입구는 작고 깨끗하지만 상처출구는 크고 지저분한 상태를 갖는다.

6) 타박상

주먹과 발 등에 둔한 가격은 피부 및 모세혈관을 파열시키면서 조직으로 혈액이 유출된 상태의 멍을 발생한다. 대부분 피부손상은 없으나 찢어지는 경우도 있다. 멍이 심한 경우는 골절이나 내출혈 같은 심부조직 손상을 의심해야 한다.

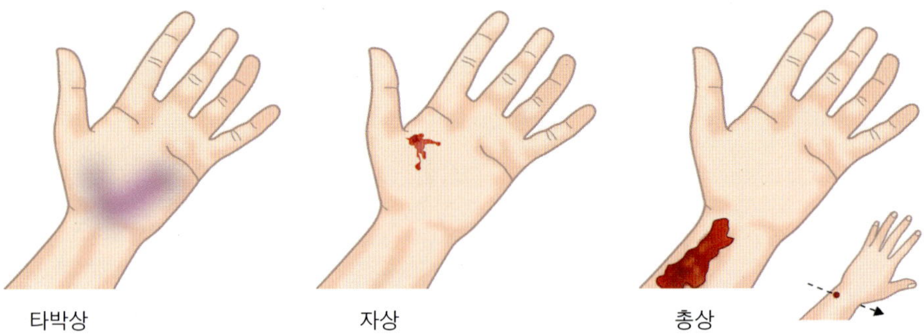

그림 8-2-b 외부상처 형태

7) 외출혈의 응급처치 단계

직접압박을 실시하고 거상시키며, 지압점을 찾아 압박하거나 붕대를 이용할 수 있다. 그 외 사용할 수 있는 도구로는 부목이나 얼음주머니 등이 있다.

지혈을 실시할 때 감염의 가능성이 있으므로 반드시 장갑을 끼고 지혈시키며 드레싱하고 처치 후 정리할 때에도 장갑을 끼고 혈액이 묻은 침구나 물건 등을 다룬다. 감염은 부상 후 몇 시간 또는 며칠이 지난 후에도 나타날 수 있다.

증세의 징후로는 상처에 통증이 있거나 붉어지거나 발열 또는 부종이 발생할 수 있다. 또, 상처의 가장 가까운 림프절이 붓는 경우도 있다(다리 감염 시에는 사타구니, 팔감염 시에는 겨드랑이, 머리 또는 목 감염에는 목 림프절이 붓는다).

(1) 직접압박

외출혈 시 가장 많이 사용하는 방법이 상처부위를 직접 누르는 직접압박법이다. 장갑 낀 손으로 거즈를 대고 손으로 세게 누른다.

① 멸균거즈를 사용하여 상처부위에 직접대고 누른다.
- 멸균거즈를 구할 수 없다면 깨끗한 손수건, 옷 등을 사용할 수도 있다.
- 5~10분간 압박을 가하여 지혈시킨다.
- 일단 지혈되면 그 부위에 붕대를 감는다.
- 상처부위에 적용된 거즈는 절대 떼어내지 않는다. 그 이유로는 더 많은 출혈을 초래할 수 있기 때문이다.

② 다량 출혈 시 직접압박
- 거즈(손수건, 옷)를 빨리 적용시킨다.
- 장갑 낀 손으로 재빨리 직접 세게 누른다.
- 일단 지혈이 되면 거즈를 대고 누른다.
- 드레싱 후 맥박을 확인하여 혈액순환에 주의한다.

(2) 거상(Elevation)

심장 높이로 상처부위를 올리면 중력에 의해 혈액의 압력이 감소되어 출혈이 조절된다. 골절이나 탈구의 위험 가능성이 있을 때, 이물질이 박힌 경우, 척추손상 시에는 주의가 필요하다.

(3) 압박점(pressure point)

체표면 가까이에 분포된 주동맥부이며 맥박지점이라고도 한다(그림 8-3).

- 좌・우 상완동맥(상지부 지혈 시 사용)
- 좌・우 대퇴동맥(하지부 지혈 시 사용)

※ 직접 압박 후 사용하거나 직접 압박 후 상처부위를 올려도 지혈되지 않을 때 실시한다.

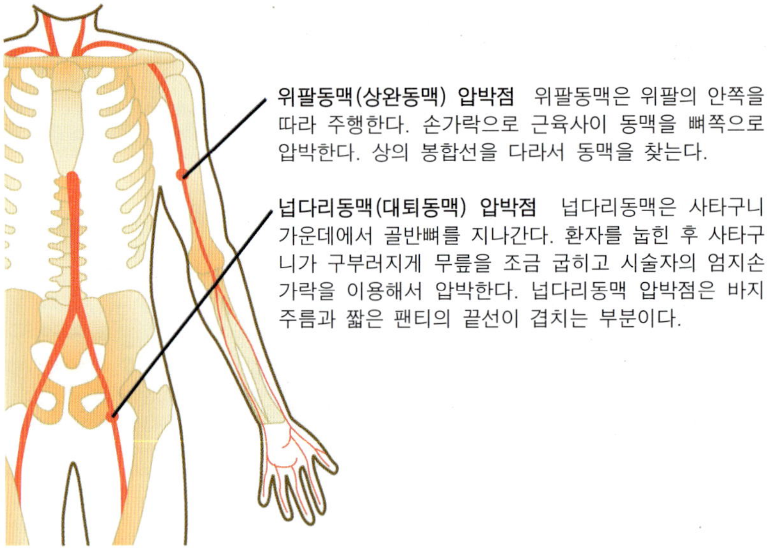

그림 8-3 **압박점**

4. 내출혈

흉강, 복강, 골반강 등과 같은 신체 내부로 출혈이 되는 경우를 말한다. 신체 내부로 출혈이 되므로 관찰할 수가 없으며 미량일 수도 있고, 생명을 위협하는 다량출혈일 수도 있다. 외형적으로 볼 수 있는 출혈이 없어도 환자가 사망할 정도의 많은 혈액이 신체 내부에 고일 수 있다(체내에 혈액이 고이면 허파나 뇌 등 중요한 장기를 압박하여 위험하다).

1) 내출혈의 증상

① 맥박이 약해지고 빨라진다.
② 피부가 차가워지고 축축해진다.
③ 창백해진다.
④ 혈압저하를 가져온다.
⑤ 갈증과 불안감을 느낀다.
⑥ 동공이 확대되고 빛에 대한 동공반응이 느려진다.
⑦ 오심과 구토가 발생할 수 있다.
⑧ 의식혼미, 안절부절, 신경질적 반응 등의 증상은 쇼크 상태나 의식소실 직전의 반응이기도 한다.
⑨ 몸에 있는 구멍에서 출혈이 나타난다(코, 귀 등).

몸의 각 구멍에서의 출혈		
위 치	특 징	원 인
구 강	기침할 때 동반되는 거품 있는 붉은 혈액(각혈)	출혈 원인이 허파 소화장기에서 출혈
귀	신선한 밝은 붉은색 혈액 물이 섞인 모양의 혈액	고막파열 같은 속귀의 손상 두부외상에 의한 뇌척수액 유출
비강	신선한 밝은 붉은색 혈액 물이 섞인 모양의 혈액	비강내 혈관 파열 두부외상에 인한 뇌척수액 유출
항문	신선한 밝은색 혈액 냄새가 나는 검붉은 대변(혈변)	항문이나 하부 위장관의 출혈 상부 위장관의 출혈
요도	붉은색 소변(혈뇨)	방광이나 신장의 출혈
질	붉거나 검붉은 혈액	월경, 유산, 질이나 자궁의 질병이나 외상

2) 내부출혈에 사용되는 용어

① 토혈 : 선홍색 피를 토하는 현상(위장출혈, 식도출혈, 십이지장출혈)
② 각혈 : 기침으로 선홍색 피를 내 뱉는 현상(허파손상, 결핵, 기관지확장증)
③ 토변 : 검거나 암흑색의 대변을 배설하는 현상(위장출혈, 십이지장출혈, 소장출혈)

④ 혈변 : 선홍색의 피가 대변과 섞여 나오는 현상(대장출혈, 치질, 치열)
⑤ 혈뇨 : 소변에 피가 섞여 나오는 현상(신장손상, 방광손상, 요결석)
⑥ 반상출혈 : 피부색이 검고 푸른색으로 나타나는 것(등 쪽에 나타나면 후복막 출혈의 가능성이 있다)
⑦ 혈종 : 피부 아래의 연성조직에 혈액이 축적된 덩어리를 말한다.

3) 응급처치

① 충격처치(자세, 보온)를 실시한다.
환자를 안심시키고 정신적으로 편안하게 지지해준다(스트레스나 불안은 맥박을 상승시키며 출혈을 증가시킬 수 있다).
② 응급의료기관(119)에 연락한다.
③ 몸에 있는 구멍에서 출혈이 되면 종류, 양을 기록한다.
④ 생체징후를 몇 분 간격으로 관찰한다.

5. 특별한 경우의 손상

1) 비출혈(코피)

대개 국소적 압박으로 쉽게 해결되지만 드물게 대량 출혈을 유발하고 쇼크를 초래할 수도 있다. 많은 양의 피를 삼키면 오심이나 구토를 유발하게 될 수 있다.

<비출혈의 유발원인>

① 머리바닥뼈(두개기저골) 골절
② 안면부 손상(구타에 의해서 야기된 손상 포함)
③ 감염 또는 비강안의 다른 이상
④ 높은 혈압에 의한 비혈관의 파열
⑤ 출혈성 질환

〈비출혈 응급처치(그림 8-4)〉

① 비출혈의 혈액이 허파로 유입되지 않도록 가능한 환자를 앉은 상태에서 머리를 앞으로 기울이도록 한다(머리를 뒤로 젖히지 말아야 한다).
② 안정을 취하거나 코끝을 2~3분간 눌러준다
③ 코 위에 찬물찜질, 얼음주머니를 올려놓는 국소적냉각 치료는 지혈에 도움을 준다(혈관 수축).
④ 침 뱉기, 코를 킁킁거리는 행동을 금지시킨다.
⑤ 수 시간 동안 휴식을 취하게 하고 운동을 금지한다. 특히 코를 풀면 혈전을 떨어뜨려 재출혈을 일으킬 수 있기 때문에 주의한다.

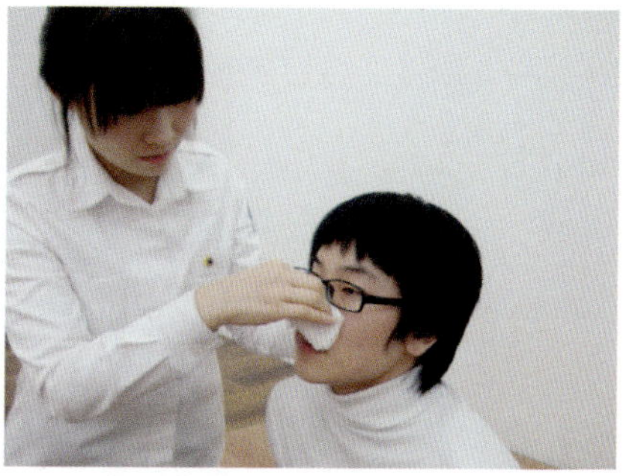

그림 8-4 **비출혈 응급처치**

2) 복부장기 노출 손상

심한 복부손상은 외부출혈, 복강 내 장기의 노출 등으로 파악할 수도 있지만 대부분의 경우는 쉽게 발견되지 않는다. 복부자상, 총상, 압좌 등에 의해 복강 내 혈관이나 장기가 쉽게 파열되고 더 주의할 점은 복부손상 시 감염확률은 매우 높다는 것이다(그림 8-5).

〈응급처치〉

① 환자를 눕히고 가능하면 무릎을 굽혀서 지지하도록 한다.
② 상처보다 큰 깨끗한 거즈나 패드를 사용하여 가볍게 치료한다. 창자 등 복강 내 장기가 노출되어 있다면 장기를 건드리지 말고 젖은 드레싱을 대준 후 비닐백이나 주방용 비닐 등으로 덮어서 건조되거나 파손되는 것을 방지하고 깨끗하게 무균처치를 실시한다. 환자가 기침이나 구토를 행할 때는 상처를 지그시 눌러준다(노출 방지).

③ 쇼크를 치료하고 전화로 구조요청을 한다. 만일 환자가 의식이 없어지면 호흡과 맥박을 파악하고 필요시 소생술 준비를 한다.

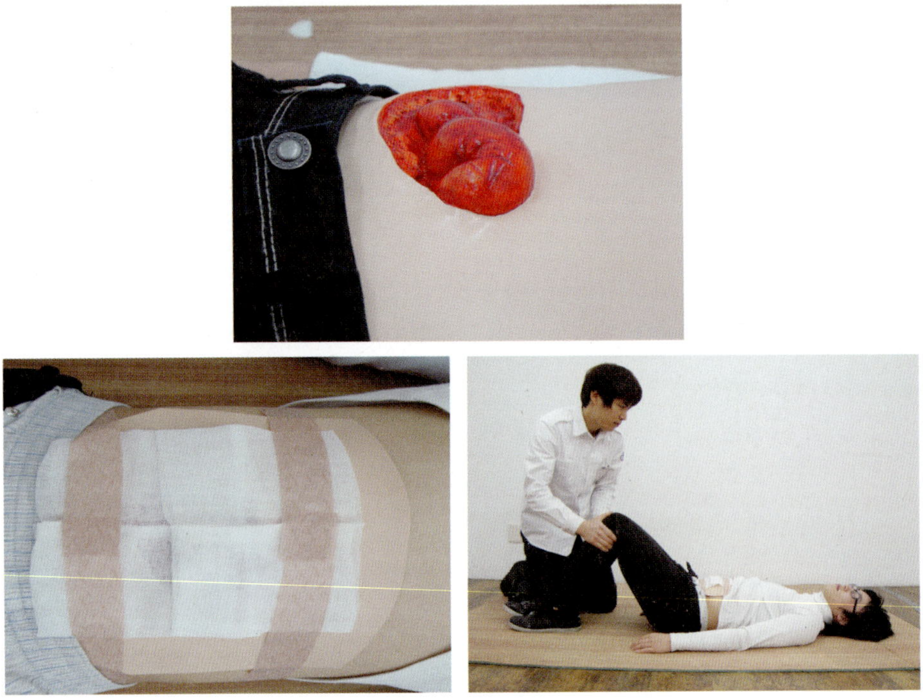

그림 8-5 **내장노출환자 응급처치**

3) 안구손상

안구는 매우 연약하기 때문에 둔한 타박상이나 날카로운 조각에 의해 찢어지거나 상처를 입기도 한다. 모든 안구손상은 항상 위험하다고 생각하고 주의해서 처치해야한다(그림 8-6, 7). 특히 동공의 가벼운 상처도 감염이 되거나 반흔이 생겨서 시력장애를 일으킬 수 있다.

관통상은 안구파열을 일으키고 안구 내 액체를 유출시키기도 한다. 이런 손상은 매우 위험하므로 안구손상을 치료하였더라도 후에 실명될 수 있다.

<응급처치>

① 안구를 움직임으로 인해서 부상이 더 심해질 수 있기 때문에 될 수 있는 한 안구를 움직이지 않도록 주의를 준다.

※ 눈에 박혀있는 이물질을 빼지 않도록 한다.

② 부상당한 안구에 무균거즈와 붕대를 감고 안구움직임을 방지하기 위해 양쪽 눈을 감도록 한다.

③ 119에 연락한다.

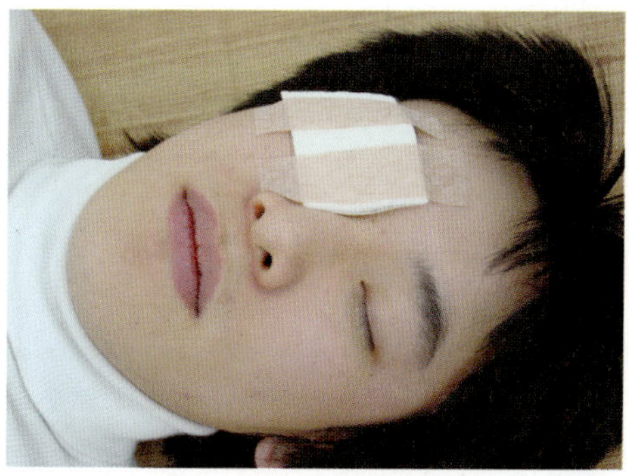

눈에서 출혈 시에는 압박 하지 말고 살짝 덮어준다.

그림 8-6 눈 출혈 시 처치

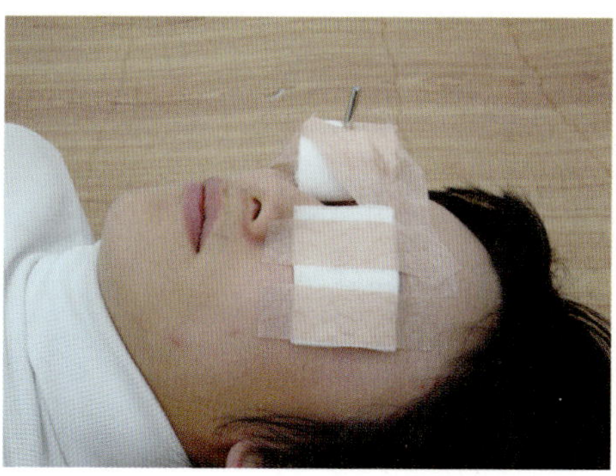

a. 거즈, 손수건 등을 이용해 고정하며 다치지 않은 눈도 덮어준다.

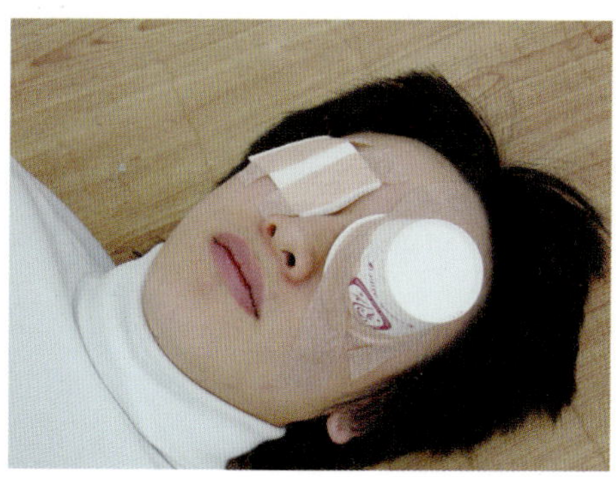

b. 종이컵을 이용할 수도 있다.

그림 8-7 눈에 이물질이 박혔을 때 처치

4) 절단

일상생활 속에서 우리는 사지나 사지의 일부(손가락, 발가락)의 완전 또는 불완전 절단이 발생하는 경우를 볼 수 있다(그림 8-8). 경우에 따라서 현미경 수술로 재 접합이 가능하지만 환자를 가능한 빨리 병원으로 후송시키는 것이 가장 중요하다. 구조 요청 시 설명을 자세히 하며 치료 가능한 특수시설로 후송하도록 조치해야 한다.

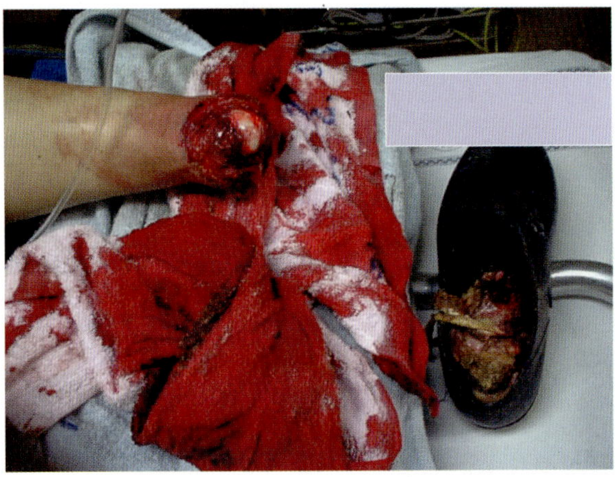

그림 8-8 **발목 절단 환자**

(1) 환자를 위한 처치

① 깨끗한 거즈와 살균붕대로 상처를 직접압박하거나 높이 들어올려서(거상) 지혈시킨다.

② 전화로 구조요청 시 반드시 절단환자라는 것과 상태를 세밀히 알려준다. 그리고 병원까지 환자와 동행한다.

(2) 절단부위 보존방법

① 마른 거즈로 감싼다.

② 비닐주머니 또는 비닐로 절단 부위를 잘 감싼다.

비닐로 싸인 절단부를 다시 한 번 비닐주머니에 넣어 넓적한 얼음위에 올리거나 얼음물이 들어 있는 용기에 담는다(온도를 낮추는 것이 보존에 큰 도움이 된다).

③ 절단된 시간과 환자의 이름을 용기에 기입하며 응급의료요원에게 반드시 인계한다.

〈주의할 점〉

① 절단 부위가 너무 작더라도 버리지 않는다.
② 절단 부위가 얼음이나 얼음물에 직접 닿지 않도록 한다.

(3) 드레싱 및 붕대

① 사용목적
- 감염방지
- 출혈방지
- 분비물흡수

② 붕대 처치 시 주의사항 및 대용붕대
㉠ 붕대는 풀어지지 않게 묶는다(그러나 너무 조이게 묶지 않는다).
㉡ 처치 후 상처가 부어 붕대가 너무 꼭 끼지 않는지 자주 검사하여 필요하면 조금 느슨하게 해준다.
㉢ 마르면서 수축하기 때문에 젖은 붕대는 사용하지 않는다.

③ 붕대를 이용한 처치

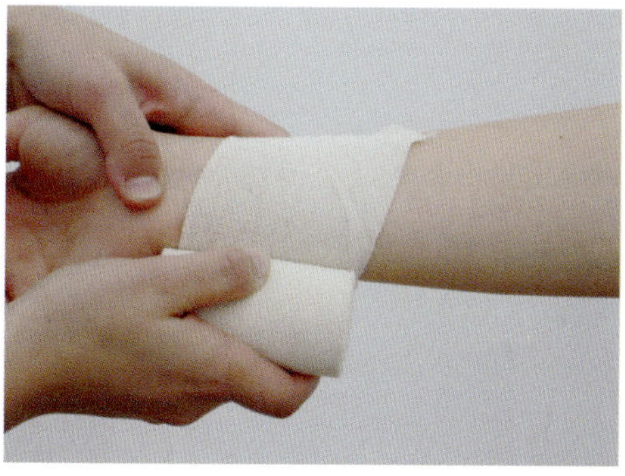

a. 착대

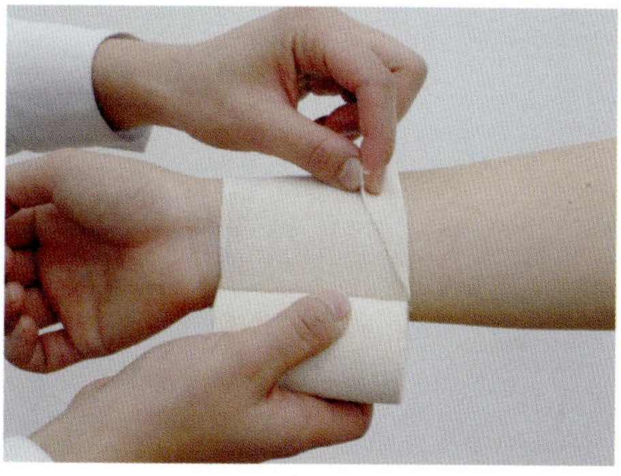

b. 환행대(기초대)

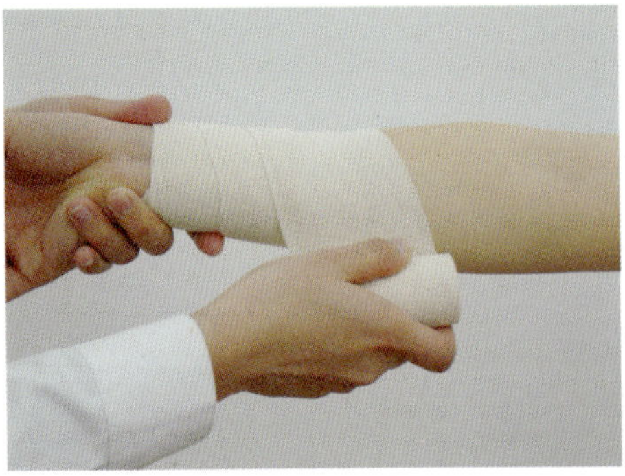

c. 나선대

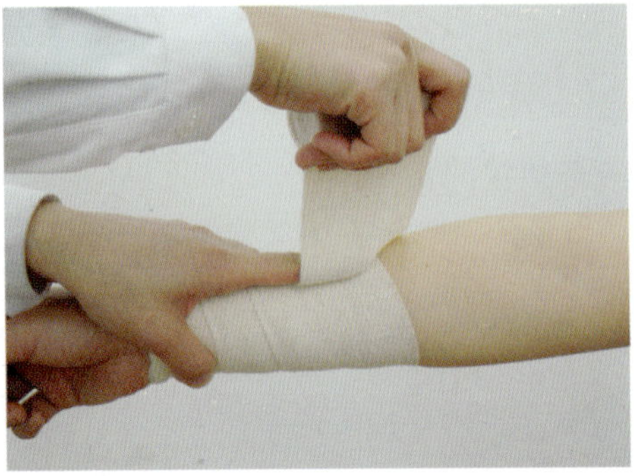

d. 붕대 남을 시 매듭방법

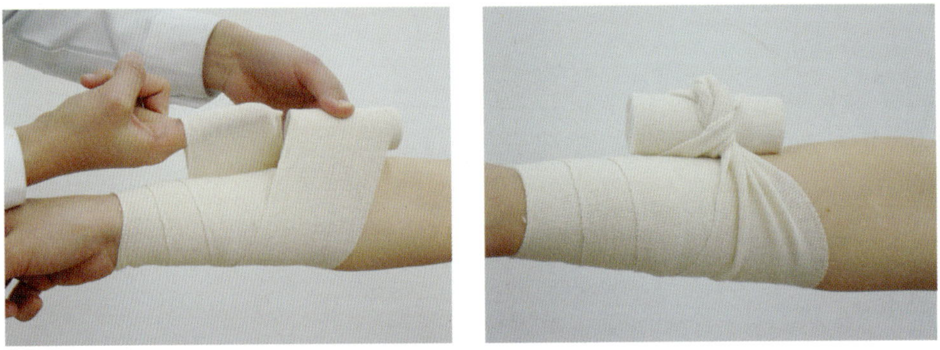

e. 매듭완성 – 반대로 돌린 후 붕대 사이로 집어넣어 마무리 한다.

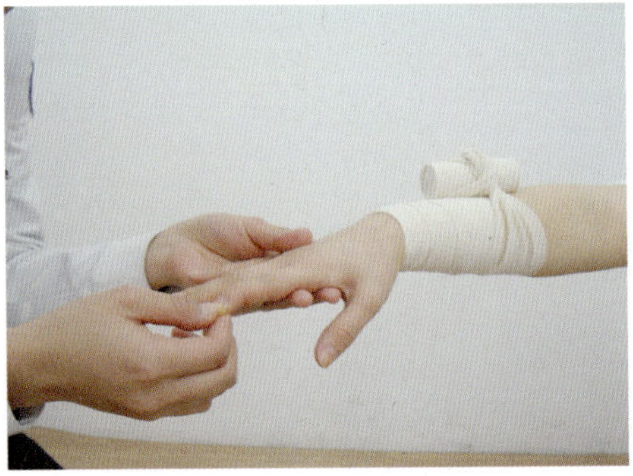

f. 순환확인 –
말초순환을 확인하여 손이 창백하거나 반응이 느리다면 붕대가 너무 세게 감긴 경우이다.

그림 8-9 **팔붕대**

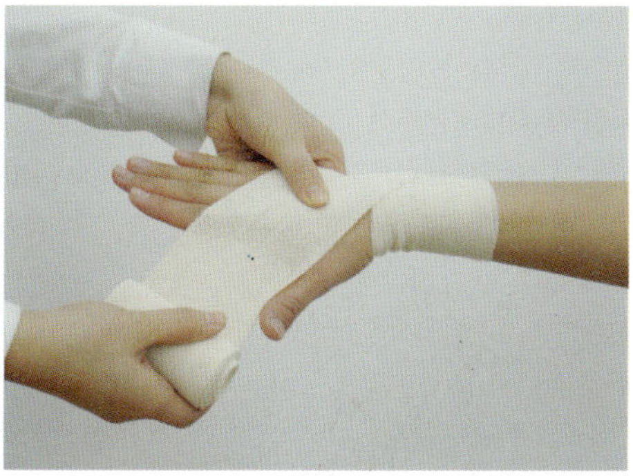

a. 손목 환행대를 한 후 대각선으로 감는다.

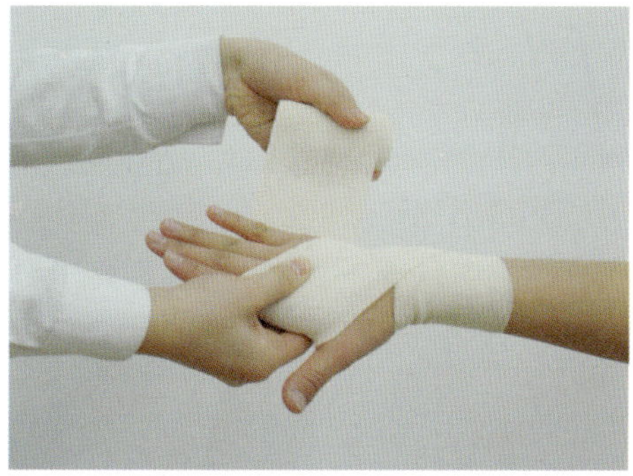

b. 새끼손가락에서 붕대를 대각선으로 해서 손목을 향한다.

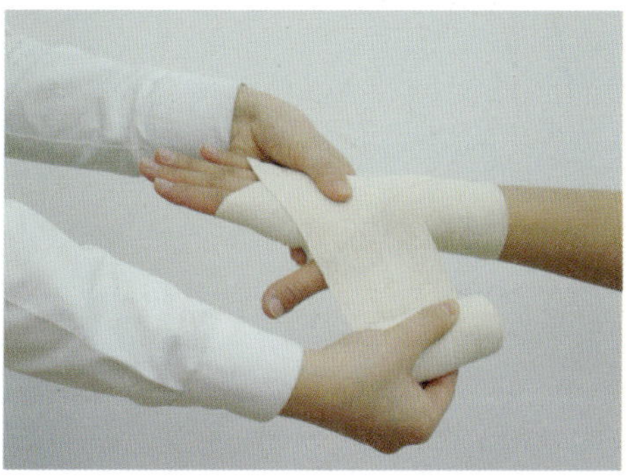

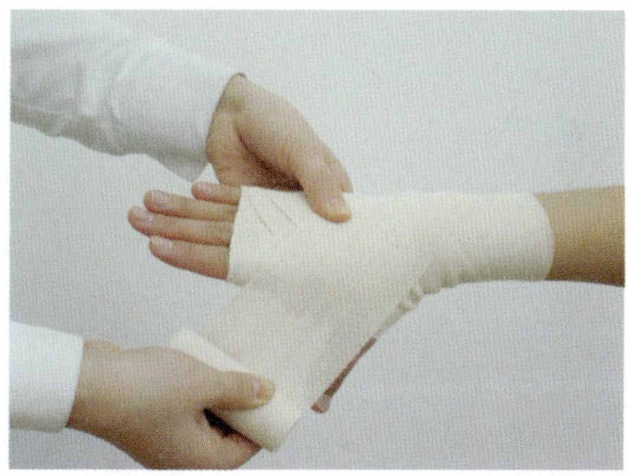

c. 손목을 중심으로 해서 8자 형태로 반복한다.

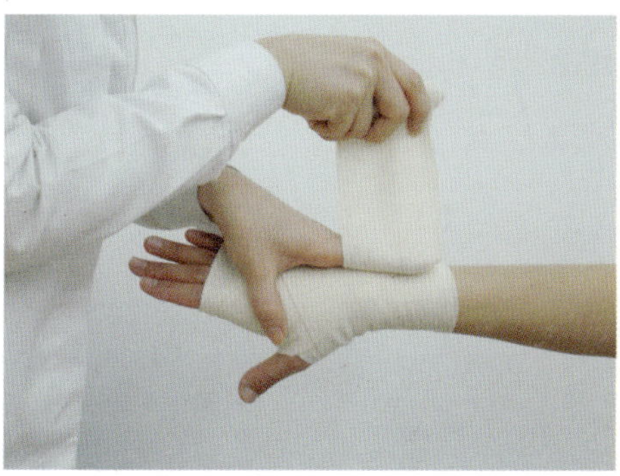

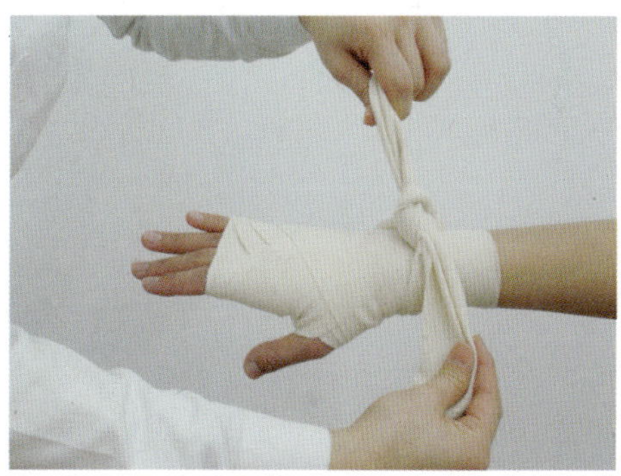

d. 마무리하기 위해 반대로 돌린 후 매듭을 한다. 또는 반창고, 안전핀 등으로 붕대를 고정한다.

그림 8-10 손붕대

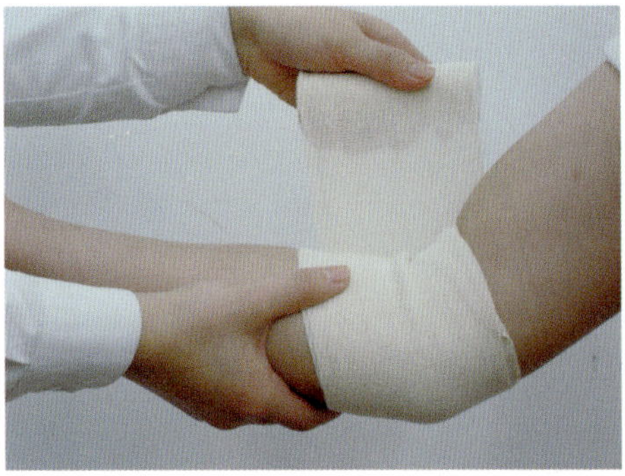

a. 팔을 약간 구부린 자세로 환행대를 한다.

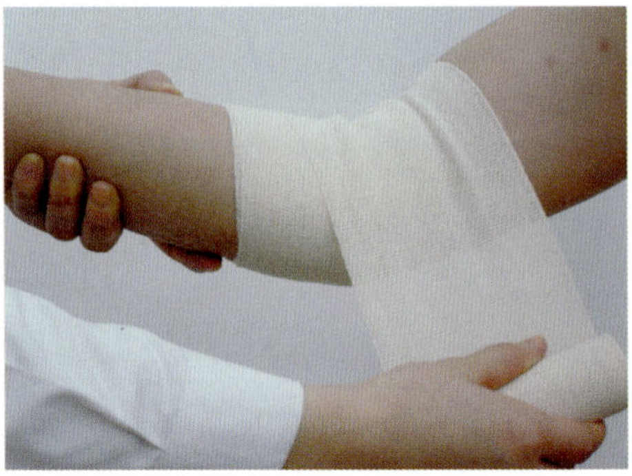

b. 팔 위쪽에서 환행대 부위의 절반을 덮어 감는다.

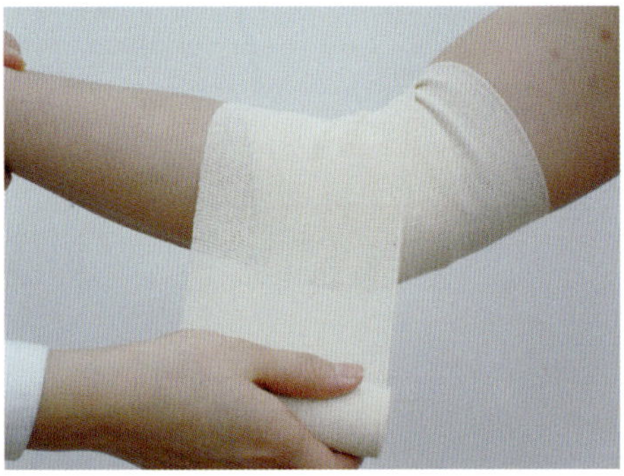

c. 팔 아래쪽에서 환행대부위의 절반을 덮어 감는다.

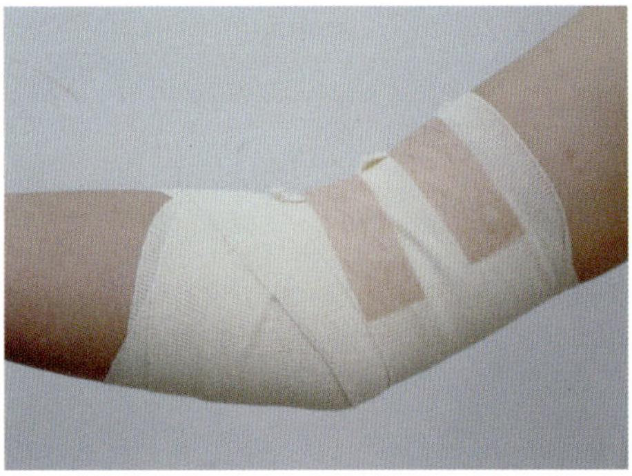

d. 반창고, 안전핀 등으로 마무리 한다.

그림 8-11 팔꿈치붕대

④ 삼각건을 이용한 처치

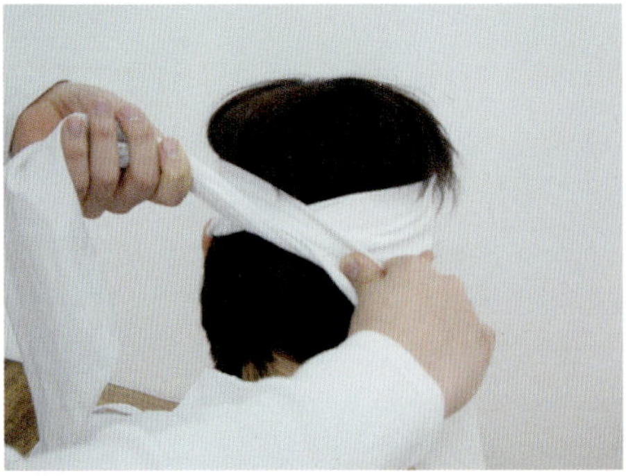

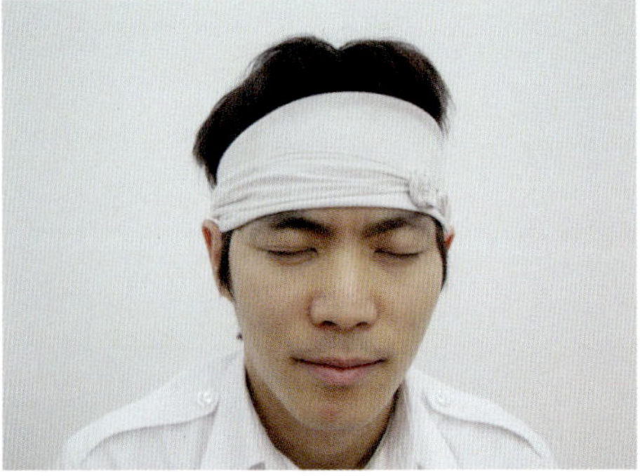

그림 8-12 이마 삼각건

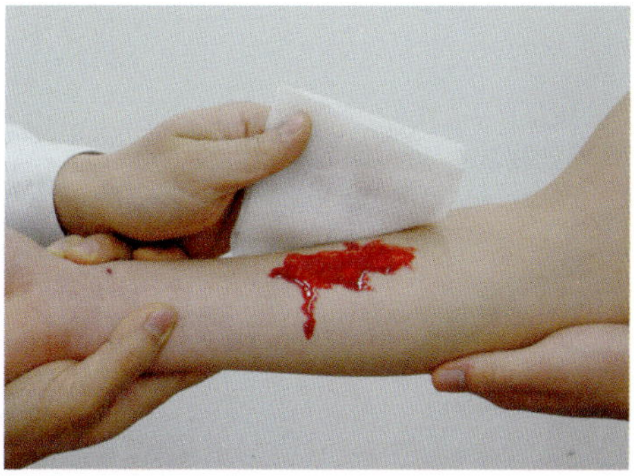

a. 상처 부위를 덮는다.

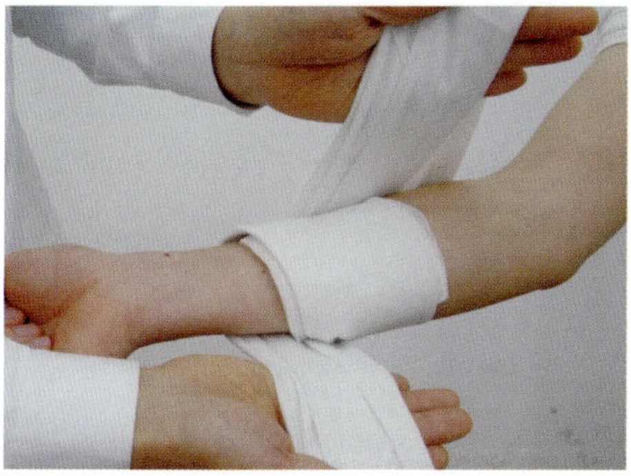

b. 1/3씩 겹치면서 덮는다.

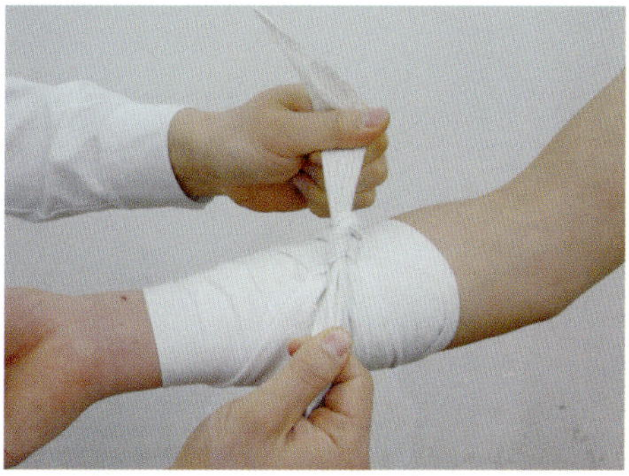

c. 심장과 가까운 쪽으로 매듭을 한다.

그림 8-13 팔 삼각건

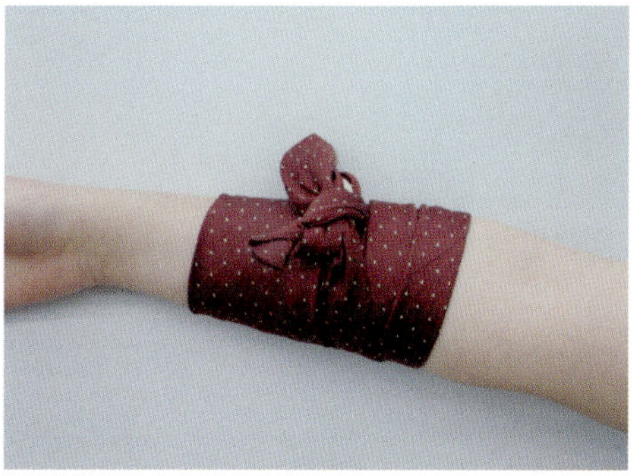

그림 8-14 넥타이를 이용한 응급처치

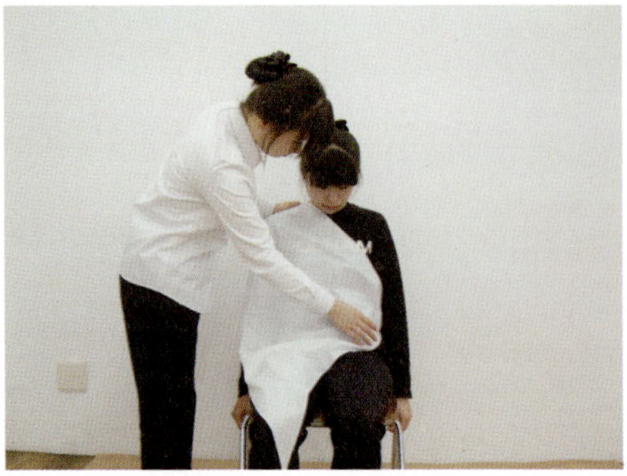

a. 삼각건을 펴서 이용한다.

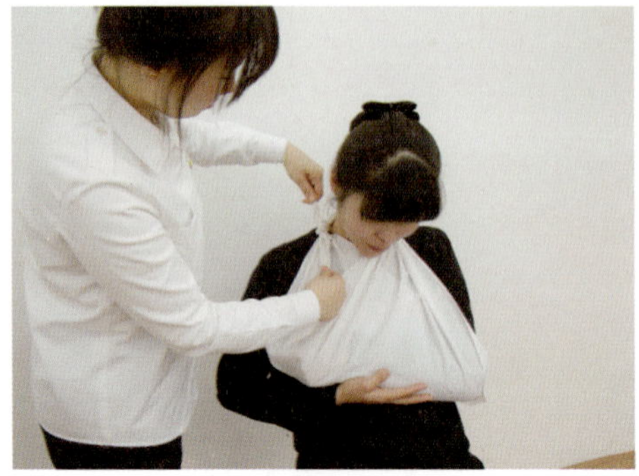

b. 팔을 받친다.

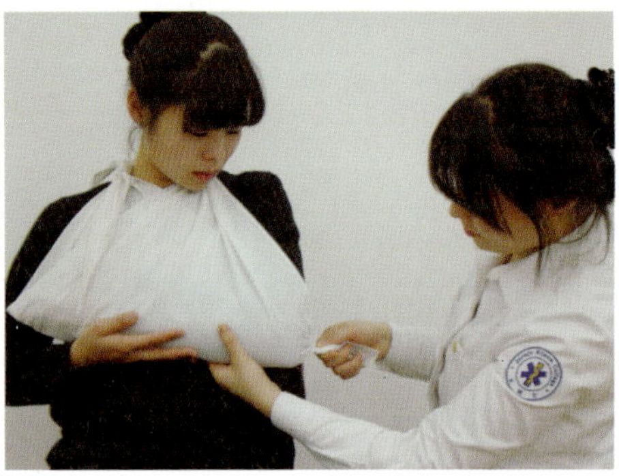

c. 팔꿈치부위를 안으로 집어넣는다.

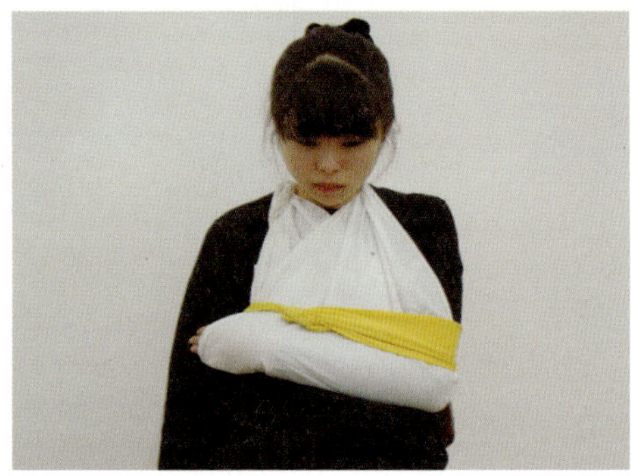

d. 팔을 움직이지 못하도록 고정한다.

그림 8-15 팔걸이 삼각건

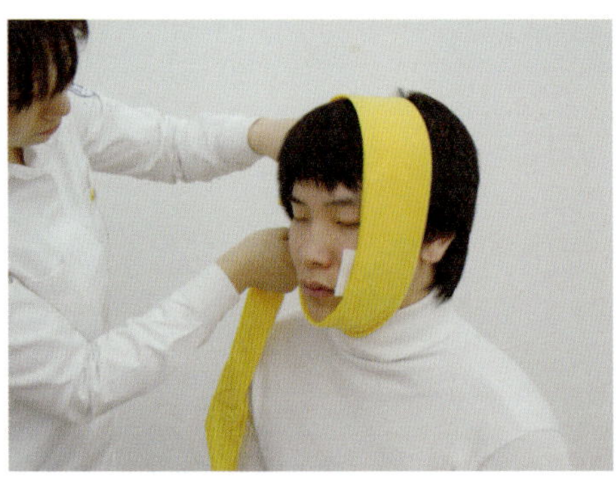

a. 머리 위와 턱을 가로 지른다.

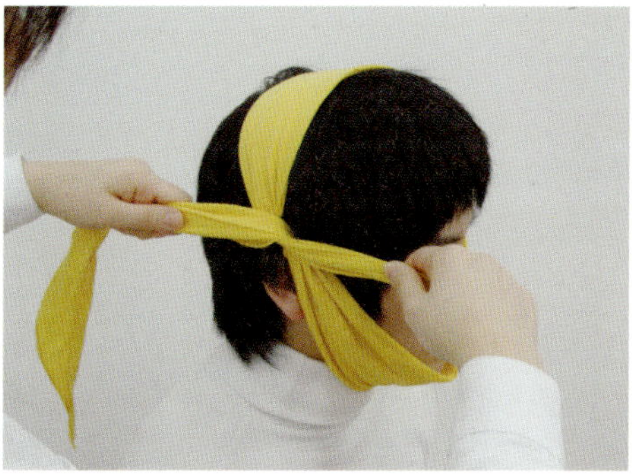

b. 반대편 귀 옆에서 비틀어 돌린다.

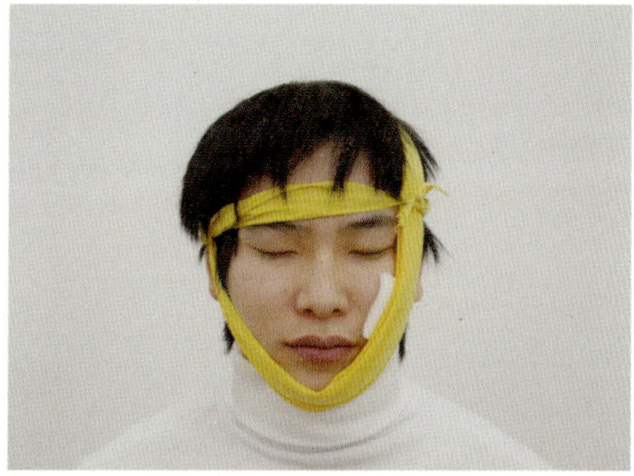

c. 상처 위쪽 삼각건에 마무리 한다.

그림 8-16 뺨, 귀, 턱 삼각건

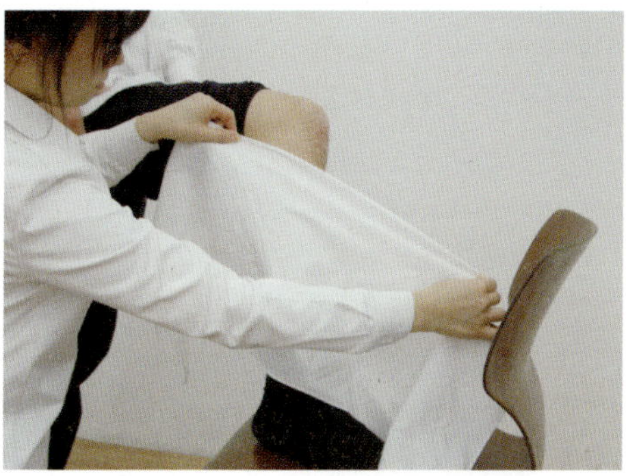

a. 삼각건을 접어 감는다.

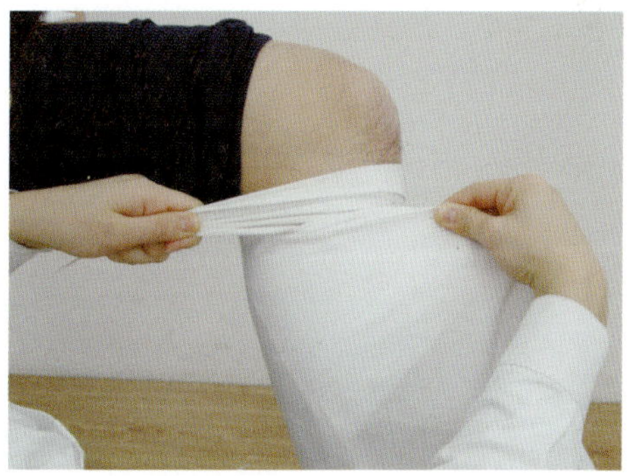

b. 삼각건을 돌려 감는다.

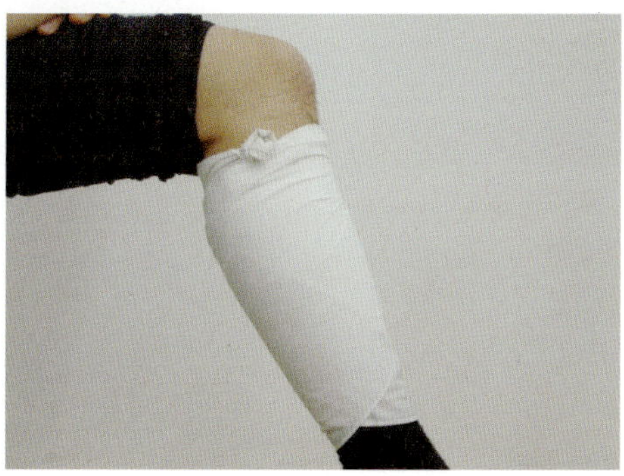

c. 상처 위쪽에서 마무리한다.

그림 8-17 종아리 삼각건(비닐 랩 이용 가능)

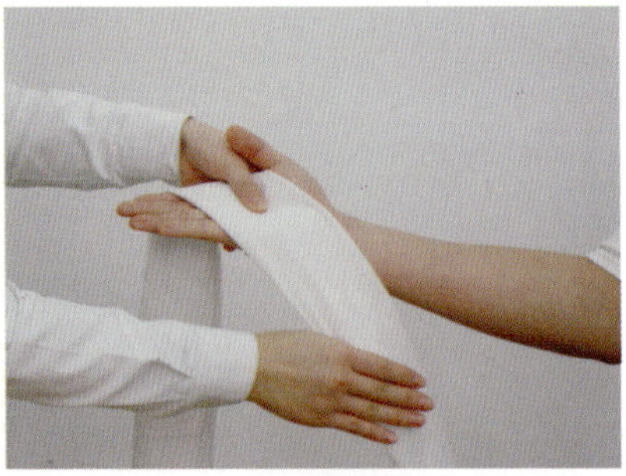

a. 삼각건으로 상처를 덮어준다.

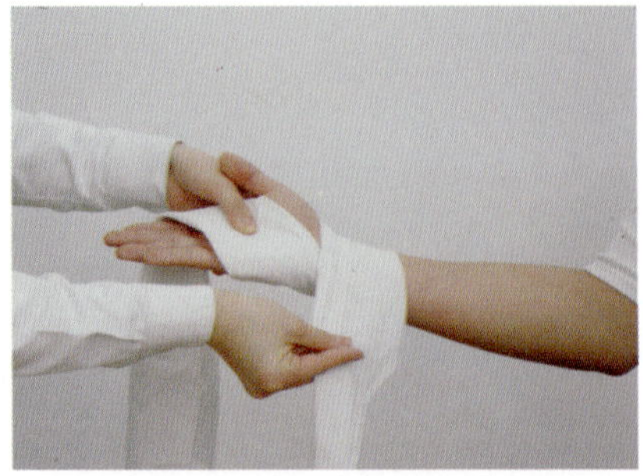

b. 먼저 손목 부분을 돌려 감는다.

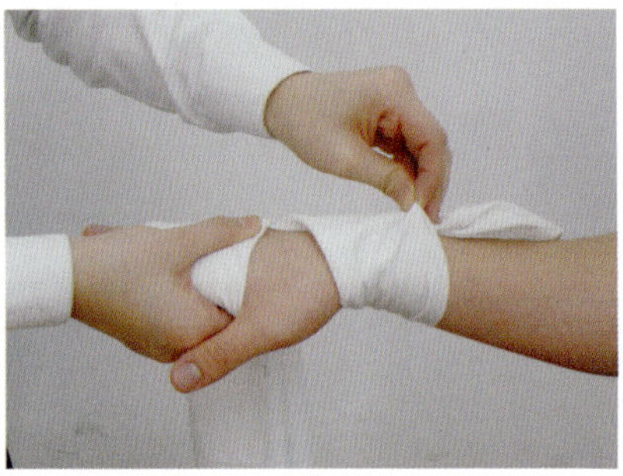

c. 손목에 한바퀴 감아 임시 고정한다.

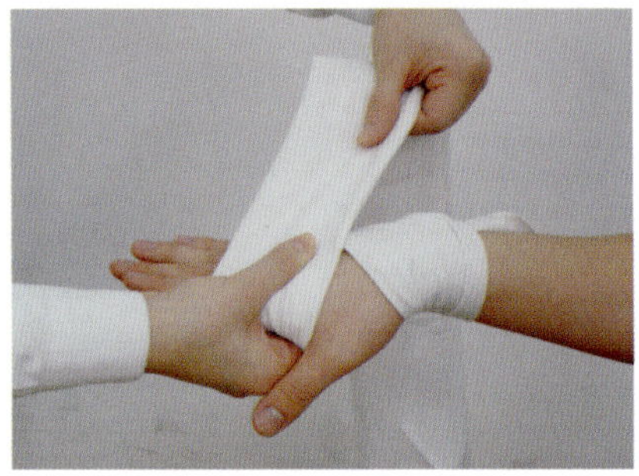

d. 한쪽의 긴 삼각건을 손등을 지나 손바닥으로 감는다.

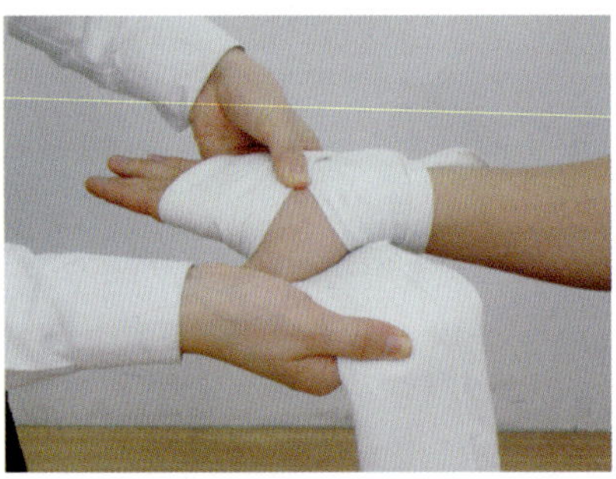

e. 손바닥에서 손등 쪽으로 감는다.

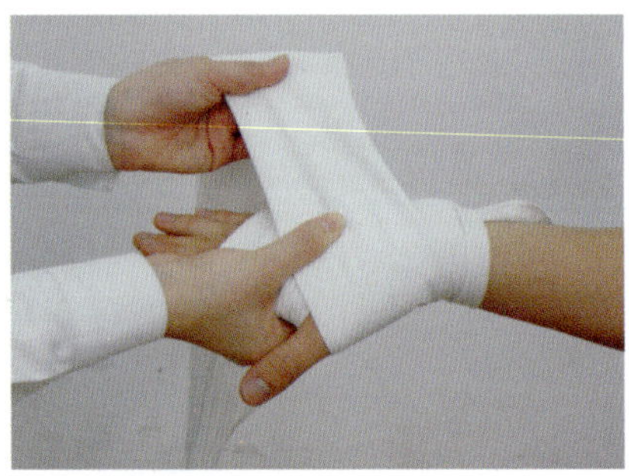

f. 손등을 지나 손바닥 쪽으로 감는다.

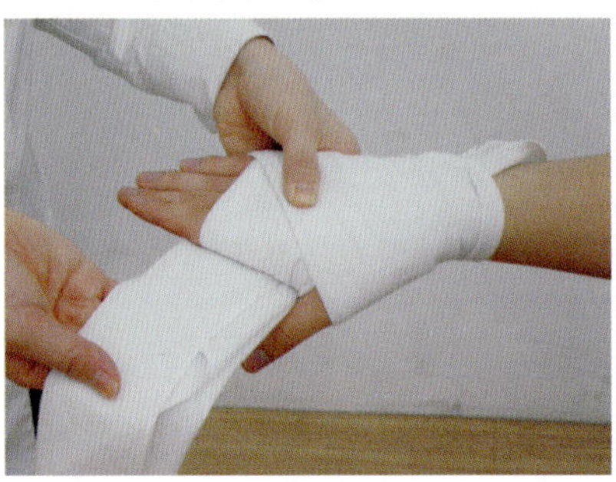

g. 손바닥에서 손등을 지나 손목 쪽으로 감는다.

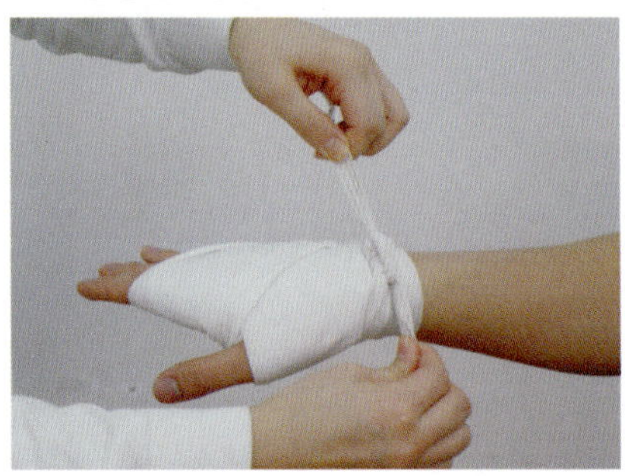

h. 손목 쪽에서 마무리 한다.

그림 8-18 **손 삼각건**

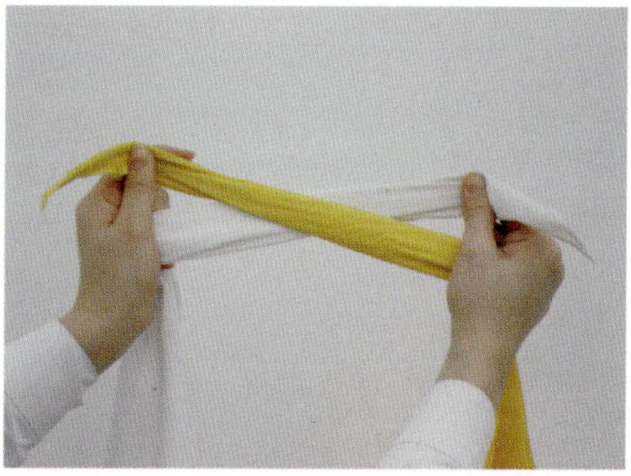

a. 노란색 끈을 흰색끈 위로 올린다.

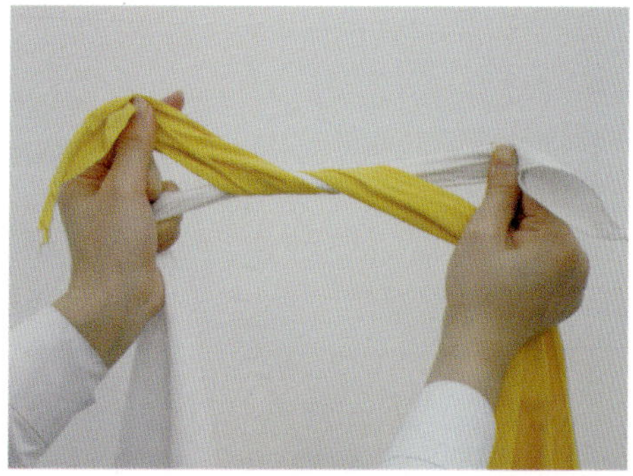

b. 노란색 끈을 한 번 감는다.

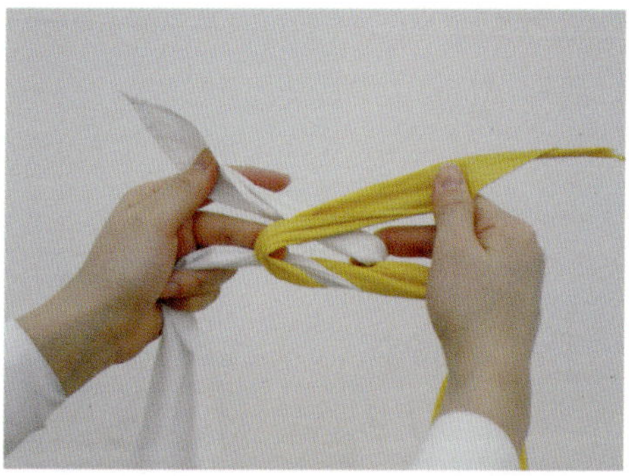

c. 다시 노란색 끈을 흰색끈 위로 올려 묶는다.

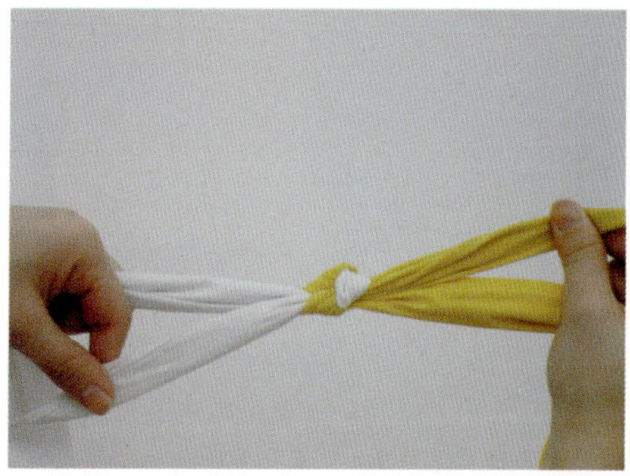

d. 올린 노란색 끈으로 묶은 후 잡아당긴다.

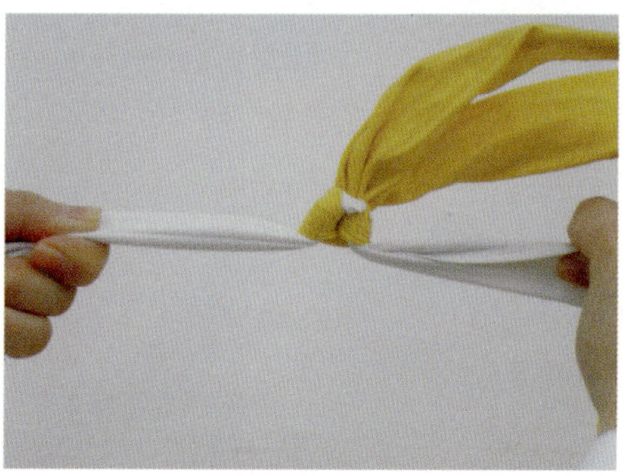

e. 풀려면 말굽(U)모양의 한쪽 끈을 옆으로 잡아당긴다.

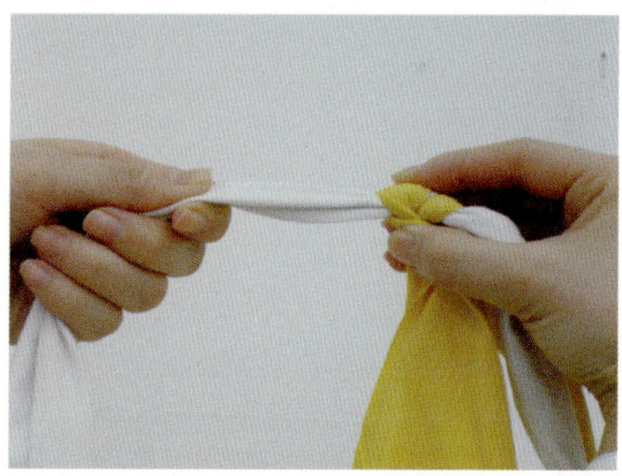

f. 직선을 만든 후 잡아 당겨 빼낸다.

그림 8-19 **삼각건 쓰기**

chapter 9

근 · 골격계 손상

제9장 근 · 골격계 손상

일상생활 중 근골격계의 손상은 매우 흔하게 발생한다. 많은 사람들이 가정에서나 일을 하는 도중 또는 오락 중에 근육, 뼈, 관절에 손상을 입는다. 이 손상은 모든 연령층(특히 어린이, 노인)에서 발생하나 심한 통증이 동반되어도 생명에 위험을 초래하는 경우는 많지 않다. 그러나 치료하지 않거나 부적절한 처치를 하면 심각한 후유증이 유발되거나 불구가 되기도 한다.

이 장에서는 근골격계의 구조와 기능을 이해하고 손상에 대한 진단과 적절한 처치방법에 대해 공부한다.

1. 근· 골격계의 손상

근골격계의 손상은 여러 가지 형태에 의해 야기될 수 있고, 시간과 장소를 가리지 않고 발생된다. 근골격계의 손상 중 가장 흔한 것은 물리적인 힘이지만 열, 화학물질, 전기 등에 의해서도 손상 받는다.

근골격계 손상의 기본적인 형태는 골절, 탈구, 염좌, 좌상의 네 가지 형태지만 손상된 조직에 따라 구별하기도 하고, 손상의 원인 정도에 따라 분류하기도 한다.

1) 골절

골절은 뼈의 연속성이 소실된 상태, 즉 뼈가 부러지거나 파괴된 상태를 말한다. 골절은 일반적으로 직접 또는 간접적인 힘에 의해 발생되지만 심한 비틀림이나 근육수축도 골절을 유발 할 수 있다.

연부조직의 손상에 따라 골절은 개방성 골절과 폐쇄성 골절로 분류된다. 개방성 골절은 복합성 골절이라고도 하는데 뼈조직을 덮고 있는 피부에 손상을 입힌 경우이다.

피부의 열상은 날카롭게 돌출된 골절단이나 골절 당시의 직접적인 외력에 의해 일어날 수 있다. 이 경우 상처의 크기는 작은 천공창으로부터 간격이 넓게 벌어져 광범위한 뼈조직이 노출되기에 이르기까지 다양하며 뼈는 상처부위에서 외부로 노출되지 않을 수도 있다.

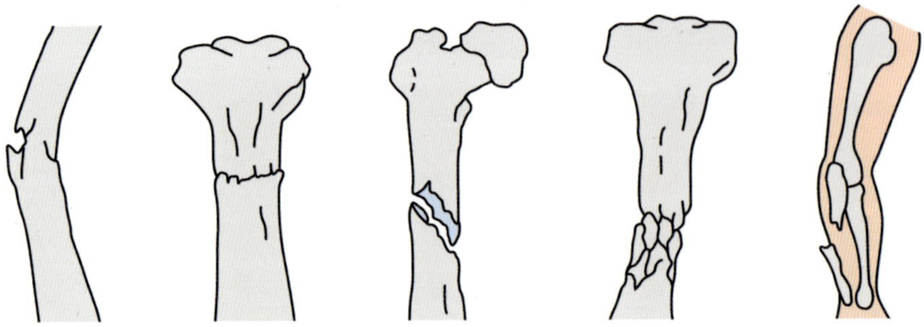

그림 9-1 골절의 유형(A: 부전골절 B: 횡골절 C: 나선골절 D: 분쇄골절 E: 개방성 골절)

피부손상의 범위나 정도에 상관없이 피부덮개의 소실을 동반한 골절은 개방성 골절이라 할 수 있다. 이와는 반대로 골절단에 의한 피부의 관통이나 골절부위의 외상이 없는 경우를 폐쇄성 골절이라 한다.

개방성 골절은 폐쇄성 골절에 비해 출혈량이 많으며 뼈가 외부로 노출됨에 따른 골절부위의 감염이 문제이다. 외상을 입은 환자가 근·골격의 동통을 호소 할 때에는 항상 골절을 의심하여야 한다. 골절단이 피부를 뚫고 돌출되어 있거나 사지의 변형이 있는 경우는 골절진단이 쉽지만, 많은 경우 비전위성 골절에서는 진단이 확실하지 않은 경우가 있다.

골절의 증상 및 징후

① 변형 : 팔·다리가 본래의 위치에 있지 못하거나 뼈 길이의 단축, 각 변형, 회전 변형이 초래될 수 있다. 이때 이러한 변형 여부가 확실치 않을 경우 반대편 팔·다리와 비교하여 알 수 있다.

② 통증 및 압통 : 부상 부위의 말초신경이 자극되면 통증이 발생한다. 압통은 흔히 손상부위에 국한되어 나타나는 경우가 많으므로 검사자의 손가락 끝으로 뼈의 길이 방향을 따라 촉진해가면 손상부위를 쉽게 알 수 있다. 이러한 징후를 국소압통이라 하며 이는 골절의 존재를 나타내는 가장 좋은 지표가 된다.

③ 사지운동 제한-방어 : 골절을 지닌 환자나 심한 손상을 입은 환자는 보통 손상부위를 보호하려 하며 또한 손상 부위의 운동이 통증을 악화시키기 때문에 그 부위를 움직이려 하지 않는다.

④ 부종 및 출혈 : 골절은 언제나 주위조직에 부종과 출혈을 초래한다. 부상직후에 급속히 진행되는 부종은 골절 부위의 손상된 혈관으로부터 인접연조직으로의 출혈이 있음을 의미한다.

⑤ 노출골편 : 개방성 골절에서는 골절된 뼈끝이 피부를 뚫고 나오거나 상처부위 깊은 곳에서 확인될 수 있으며 이는 골절의 명백한 징후가 된다.

⑥ 염발음 : 골절부에서 뼈의 양단이 맞부딪힐 때 염발음을 느낄 수 있다.

⑦ 가성운동 : 사지의 관절 부위가 아닌 지점에서 움직임이 있을 때 골절이 있음을 나타낸다. 이 운동을 가성운동이라 한다.

2) 탈구

탈구는 관절 속에서 뼈가 정상위치를 이탈하였거나 분리된 상태를 말한다(그림 9-2). 탈구가 있는 경우 지지 인대나 관절주머니의 손상이 심하므로 관절면의 완전한 전위가 일어난다. 뼈끝은 전위된 위치에 고정되어 관절운동이 제한되며, 또한 심한 동통이 유발된다. 관절 중에서 탈구가 잘 일어나는 곳으로는 손가락관절(수지관절), 어깨관절(견관절), 팔꿉관절(주관절), 엉덩관절(고관절), 발목관절 등이 있다.

탈구를 일으킬 정도의 심한 손상은 골절이나 신경, 혈관 등의 주변조직 손상도 동반된다.

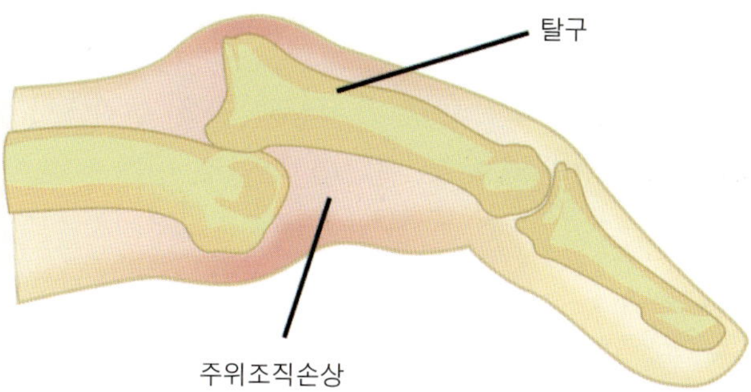

그림 9-2 **탈구 시 내부형태**

(1) 증상 및 징후

① 관절의 심한 변형
② 관절 부위의 부종
③ 관절 부위의 통증과 운동에 의한 통증의 약화
④ 정상 관절운동의 소실
⑤ 촉진 시 관절 압통

(2) 응급처치

① 골절 처치와 같이 손상 부위를 고정하여 준다.
② 초기 : 부종감소를 위해 찬물찜질(약 48~72시간)
③ 중·후기 : 치유를 위한 화학반응을 촉진을 위해 온찜질

3) 염좌(삠)

염좌는 직접 또는 간접적으로 외부의 힘이 작용하였을 때 관절이 정상운동 범위를 넘어 과도하게 비틀리거나 잡아당겨질 때 유발되며, 그 결과로 관절을 지지해주는 관절주머니(관절낭)와 인대가 신장되거나 찢어진다.

경미한 증상으로부터 인대와 관절주머니의 심한 손상에 이르기까지 다양하게 나타날 수 있다. 심한 힘이 갑자기 관절에 가해지면 인대가 모두 찢어져 탈구까지 발생하기도 하고 심한 염좌는 골절을 동반하기도 한다.

인대가 늘어난 정도의 가벼운 염좌는 환자가 잠시 통증을 느낀 후 곧 사라지기 때문에 정상적인 운동을 할 수 있다. 그러나 적절한 치료를 하지 않으면 관절의 안정성이 감소되어 대부분의 환자들은 다시 손상을 입게 된다(그림 9-3).

(1) 증상 및 징후

① 압통 : 골절에서와 같이 국소압통이 손상된 인대 부위에서 나타날 수 있다.
② 부종과 반상출혈 : 염좌는 보통 혈관의 파열로 인대손상 부위에 부종과 반상출혈이 나타난다.
③ 운동소실 : 동통에 의해서 정상적인 사지 운동에 장애가 나타날 수 있다.

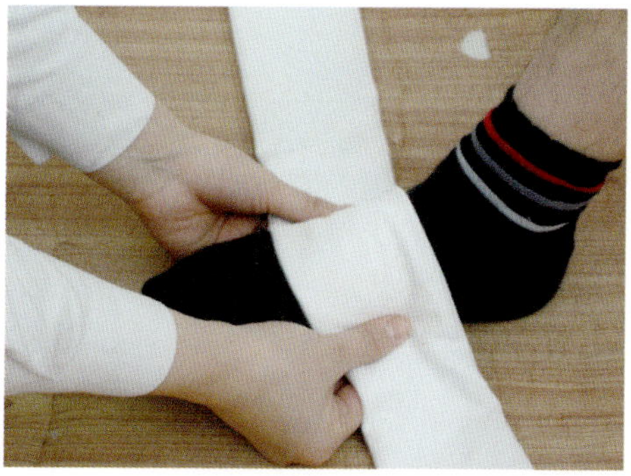

a. 발등에 댄다.

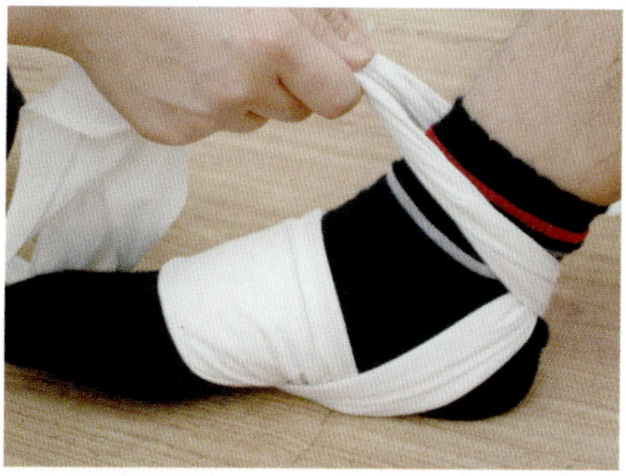

b. 발바닥, 발꿈치, 발목 앞에서 교차한다.

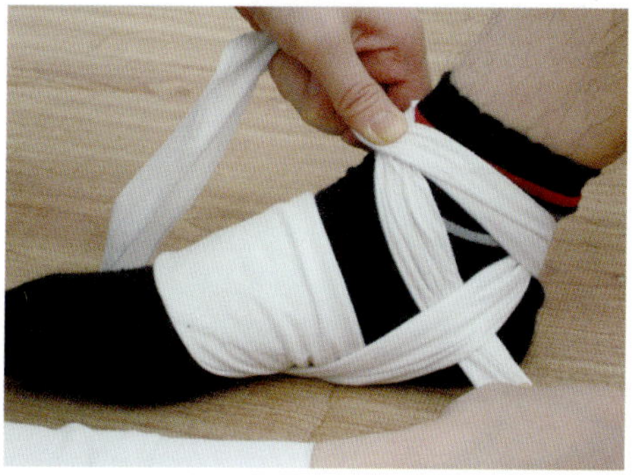

c. 끈의 줄부분을 양쪽 모두 집어넣는다.

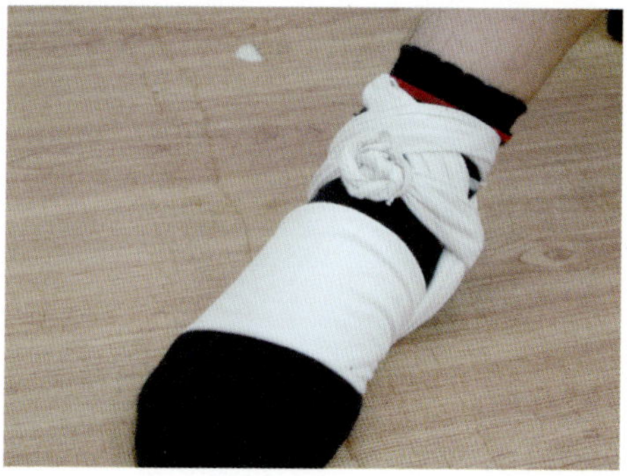

d. 끈의 끝을 꺾어 올려 발등 위에서 매듭한다.

그림 9-3 **염좌(삐끗하여 발목을 다쳤을 때)**

(2) 응급처치

① 골절처치와 같이 손상 부위를 고정한 후 거상한다.
② 초기 : 부종감소를 위해 찬물찜질(약 48~72시간)
③ 중·후기 : 치유를 위한 화학반응 촉진을 위해 더운물찜질
④ 가벼운 염좌 시에는 그림 9-3과 같이 삼각건을 이용하여 처치할 수 있다.

4) 좌상

좌상은 근육이나 건섬유가 비정상적으로 늘어나거나 찢어진 상태를 말하며 건섬유는 매우 튼튼하기 때문에 근육 그 차체 또는 건과 근육의 연결부위에서 주로 발생한다.

(1) 증상 및 징후

좌상은 무거운 짐을 들고 일어서는 것과 같은 갑자기 몸을 펴는 동작이나 근육을 너무 심하게 사용 할 때 발생하고, 갑자기 부적절한 움직임을 할 때 발생한다. 목이나 등의 좌상은 심한 통증을 동반하기 때문에 몸을 움직이기가 매우 힘들게 된다.

좌상도 염좌처럼 치료하지 않는다면 작은 손상에도 재발할 수 있다. 특히 목과 등 및 대퇴부위의 재손상이 많이 발생한다.

(2) 응급처치

① 초기 : 부종감소를 위해 찬물찜질(약 48~72시간)

② 중·후기 : 치유를 위한 화학반응을 촉진을 위해 더운물찜질

3. 근·골격계 손상의 응급처치

뼈가 튀어나오거나 심한 출혈 등 근·골격계 손상의 진단이 쉬운 경우도 있으나, 특별한 외상이 없으면서 환자가 심한 통증을 느끼는 경우도 있다.

어떠한 경우도 1차 기본조사를 해 다른 치명적인 손상이 있는지를 확인하고 다음에 자세한 2차 조사를 하여 손상을 확인하고 처치를 해야 한다.

1) 근·골격계 손상의 평가

손상환자의 일차적인 전신상태의 평가는 손상된 팔·다리를 평가하기에 앞서 시행되어야 한다. 전신상태가 안정 되면 다음으로 팔·다리를 평가한다. 손상부위를 평가하기 위해서 옷을 제거하고 개방성 골절 혹은 탈골인지, 변형이 있는지, 부종이나 반상출혈이 있는지 등을 확인하고 나서 팔다리와 척추를 부드럽게 촉진하면서 국소압통이 있는지를 확인한다. 이러한 국소압통은 골절, 탈골 혹은 염좌의 좋은 지표가 된다.

일단 손상이 생기면 손상 부위의 안정성이 떨어지므로 계속해서 움직인다면 통증, 연부조직의 손상 그리고 혈관 또는 신경손상의 가능성을 증가시킨다. 손상부위의 운동은 정맥내로 부러진 뼈의 조각이나 지방색전이 들어갈 가능성을 높일 수 있고, 아무리 작은 조직이라도 내부손상을 일으킬 수 있다.

긴뼈(장골) 골절의 또 다른 합병증은 손상으로 인한 통증 때문에 생기는 근육 연축이다. 즉 골절로 인해 근육이 수축하고 이것은 골절부위를 벗어나 서로 겹치게 된다. 따라서 일단 팔·다리의 손상이 의심되면 더 이상의 움직임은 피하고 다음과 같은 신경학적 검사를 시행한다.

① 맥박 : 손상부위의 원위부에서 맥박을 촉진한다.

② 모세혈관 재충전 : 손톱 끝에 압력을 주면 손톱 밑이 창백해지고 다시 압력을 빼면 곧 정상 홍조가 되돌아오는데 이를 모세혈관 재충혈이라 하며 정상은 2초 이내, 2초 이상 걸린다면 순환의 장애가 있음을 나타낸다.

③ 감각 : 환자가 손상부위의 수지나 족지에서 가벼운 촉각을 느끼면 신경전달이 정상임을 나타낸다.

④ 운동기능 : 손이나 발의 근위부에 외상을 입었을 때는 근력을 평가하는데 상지는 주먹을 쥐었다 폈다 하도록 하거나 하지의 손상인 경우 발가락을 꿈틀거리거나 발목을 위·아래로 움직이도록 하여 간단히 시행한다.

2) 일반적인 처치방법

근·골격계 환자의 일반적인 처치원칙은 다음과 같다.

① 휴식 : 통증이 유발되는 모든 움직임과 운동을 피하고 환자가 가장 편안한 자세를 취할 수 있도록 도와준다.

② 얼음찜질 : 폐쇄성 골절, 탈구, 염좌, 좌상 등의 손상에는 얼음을 이용하여 찜질을 하여 부종을 감소시키고 환자의 통증과 불편감을 감소시킨다.

③ 고정 : 심각한 근골격계 손상이 의심되면 얼음찜질을 하거나 거상하기 전에 반드시 부목을 대어 고정해야 한다(그림 9-4, 5).

손상부위를 고정하는 것은 다음과 같은 이점을 갖는다.

첫째, 골절단에 의한 근육, 척수, 말초신경, 혈관의 손상을 방지한다.

둘째, 골절단에 의한 피부 열상을 방지한다. 즉 폐쇄성 골절에서 개방성 골절로 이행되는 것을 방지하는 것이다.

셋째, 골절단에 의한 혈관 압박으로 원위부 혈류가 차단되는 것을 방지한다.

넷째, 손상부위 조직에서도 과도한 출혈을 방지한다.

④ 거상 : 손상부위를 높게 하면 혈류를 감소시켜서 부종이 줄어들므로 가능하면 부상부위를 심장보다 높게 하는 것이 좋다. 골절이 의심되는 부위는 부목을 대고 높게 한다.

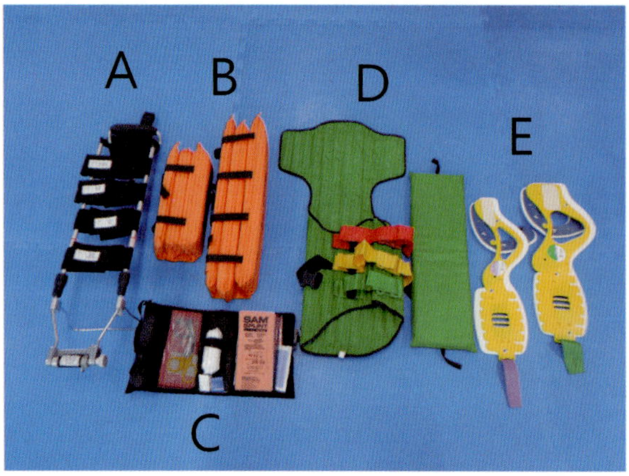

A : 대퇴견인부목(traction Splint)
B : 팔 · 다리부목
C : 알루미늄 부목
D : 짧은 척추 고정판
(Extrication Device)
E : 경추부목(Neck color)

그림 9-4 **부목의 종류**

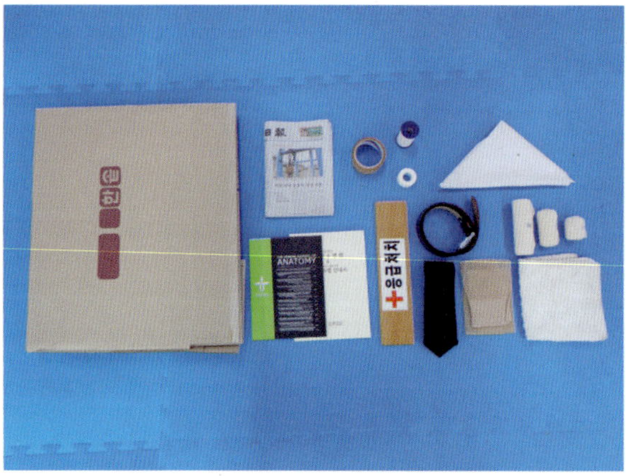

a. 종이상자, 신문, 책, 나무 등
b. 테이프, 반창고, 수건, 스타킹,
넥타이, 벨트, 삼각건, 붕대 등

그림 9-5 **대용부목 및 붕대**

3) 손상 부위별 응급처치

(1) 머리뼈 골절

얼굴색이 창백하지 않으면 부상자의 머리와 어깨를 약간 높여 안정되게 눕힌다. 특별히 가온은 하지 말고 잘 덮어 주어 보온에 힘쓰며, 의식이 없으면 음료수를 주어선 안 된다. 머리상처를 보호하고 조심하여 병원으로 이송한다.

(2) 코뼈(비골) 골절

부목을 대지 말고 코에 상처가 있으면 소독된 거즈를 대고 붕대로 묶어 준다.

(3) 턱뼈(하악골) 골절

머리 자체를 부목으로 이용한다. 손바닥을 턱밑에 대고 아래턱을 조심스럽게 올려서 아랫니를 윗니에 맞춘 다음 그대로 붕대나 삼각건으로 아래턱을 받쳐서 묶어준다(그림 8-16).

(4) 빗장뼈(쇄골) 골절

부상당한 쪽 팔의 손이 팔꿈치보다 약간 높게 하여 반대쪽 어깨에 대고 삼각건으로 묶은 후 다시 팔 전체가 몸에 붙게 삼각건으로 묶어준다(그림 9-6).

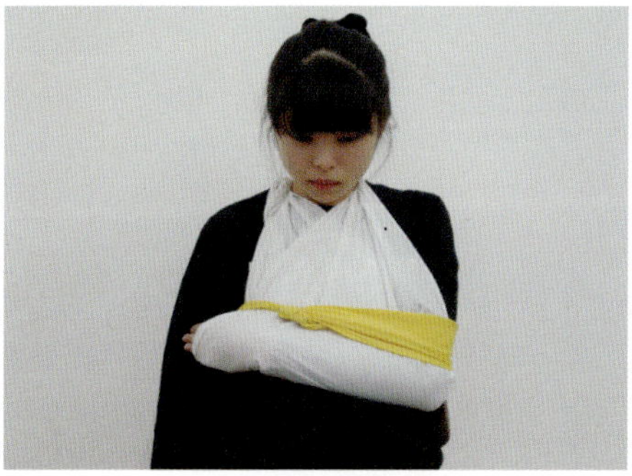

그림 9-6a 삼각건을 이용한 처치

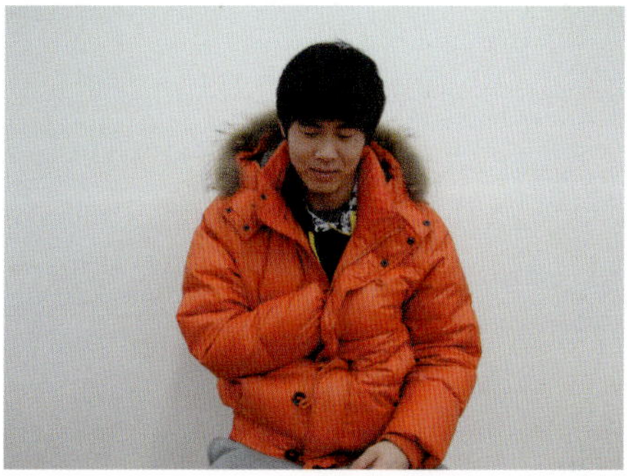

그림 9-6b 옷을 이용한 팔걸이

(5) 갈비뼈(늑골) 골절

허파에 자창을 입었으면 골절에 대하여는 아무런 처치도 하지 말고 환자가 호흡을 쉽게 할 수 있을 정도로 베개, 두꺼운 옷 등으로 겨드랑이와 가슴을 고여 안정을 취하게 한다(그림 9-7).

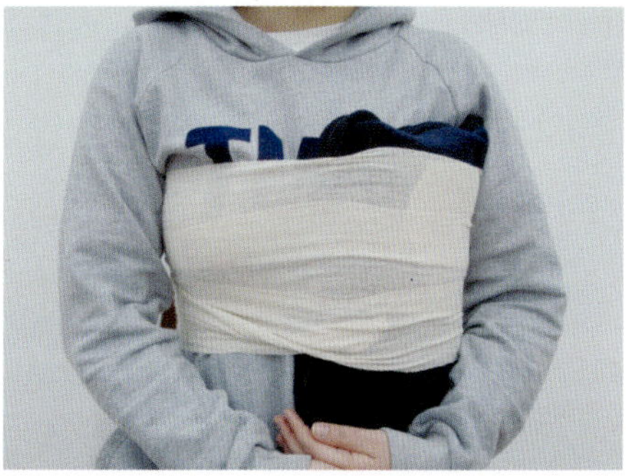

그림 9-7 갈비뼈 골절이 있으면 쿠션 등을 이용해 고정한다.

(6) 위팔뼈(상완골) 골절

팔꿈치를 직각으로 구부리고 어깨로부터 팔꿈치에 이르는 길이의 부목을 잘 싸서 바깥쪽에 대고 삼각건으로 부러진 뼈 위쪽에 하나, 아래쪽에 하나씩 대고 부목을 잘 묶어 준다. 삼각건으로 팔걸이를 만들어 목에 걸어 주고, 삼각건으로 팔 전체를 묶어 고정 시킨다 (그림 9-8).

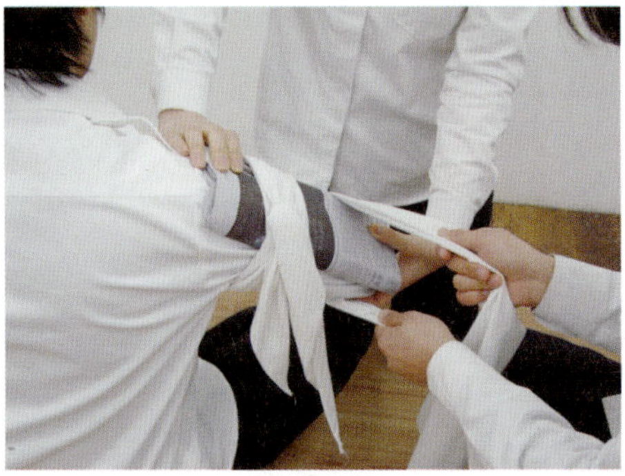

a. 부목을 대고 손상부위 위쪽부터 삼각건을 이용해 묶는다.

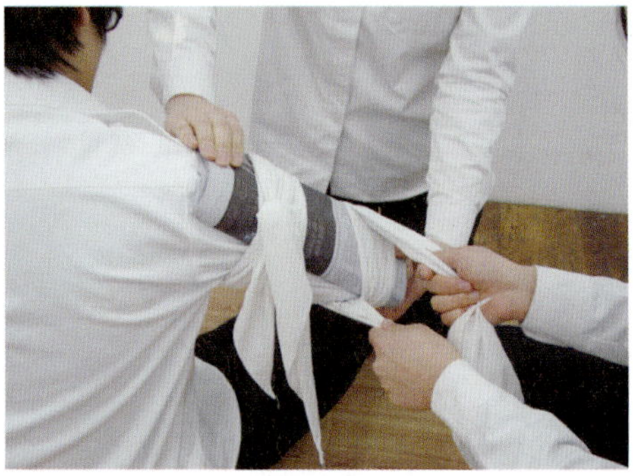

b. 아래쪽을 묶는다.

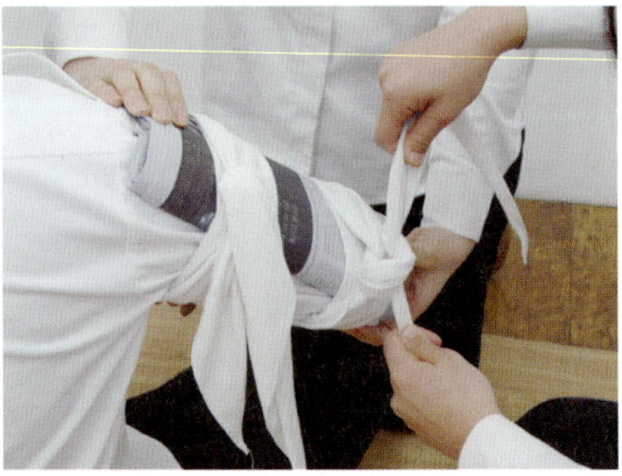

c. 마무리를 한다.

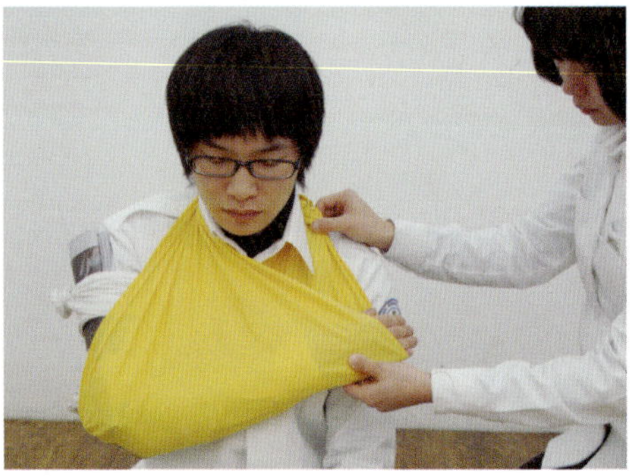

d. 팔걸이를 해서 고정한다.

그림 9-8 위팔뼈 골절

(7) 팔꿈치 골절

환자가 팔을 편 자세로 있으면 겨드랑이를 많이 고인 다음, 겨드랑이에서 손가락까지에 이르는 부목을 손바닥 쪽에 대어 준다(그림 9-9).

팔꿉관절(주관절)이 구부러진 채로 있는 환자를 발견하면 팔을 펴려고 하지 말고, 빗장뼈(쇄골) 골절의 경우와 같이 그 팔을 동체에 대고 삼각건으로 고정시킨다(그림 9-6a).

이때 구부러진 팔꿉관절을 무리하게 펴려고 해서는 안 된다.

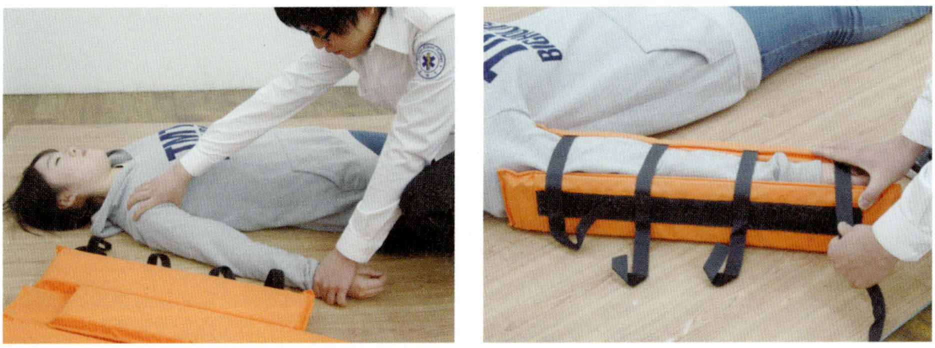

a. 손상부위 고정을 위해 부목을 넣는다.

b. 손상부위 주변부터 고정한다.

그림 9-9 **팔꿈치 골절**

(8) 아래팔뼈(전완골) 골절

부목을 준비하는 동안 환자를 바로 눕히고 팔을 그의 가슴위에 올려놓는 자세가 제일 좋다. 팔꿈치로부터 손가락 끝에 이를 만큼 긴 부목 두 개를 짜서 한 개를 손바닥 쪽에, 다른 한 개를 손등 쪽에 대고 두 개 이상의 삼각건으로 묶어 고정시킨 다음 손을 팔꿈치보다 약 10cm 정도 높이고 손바닥이 가슴 쪽을 향하게 하여 넓은 붕대로 팔을 끌어 올려 고정시킨다(그림 9-10).

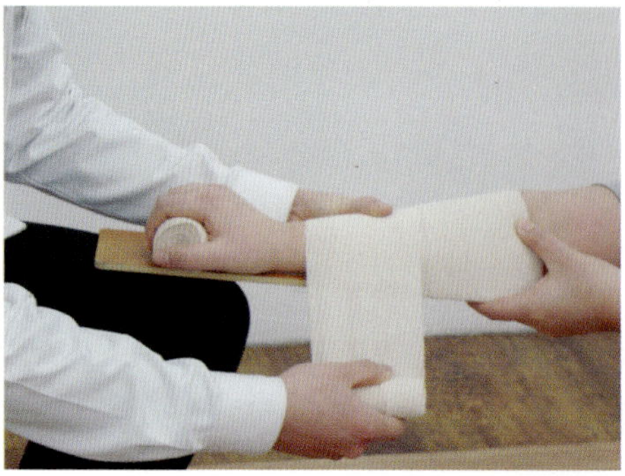

a. 삼각건과 부목을 이용하여 고정한다.

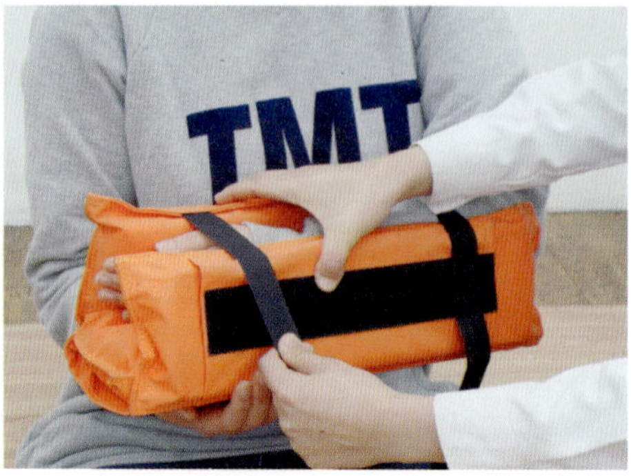

b. 패드부목을 이용하여 고정한다.

그림 9-10 아래팔뼈(전완골) 골절

(9) 손목 골절

헝겊으로 싼 부목을 팔의 중간으로부터 손가락 끝까지 닿게 손바닥 쪽으로 대 준다(그림 9-10b). 붕대를 너무 단단히 감지 말고 손끝이 팔꿈치보다 약 10cm 정도 높고 손바닥이 안쪽을 향하도록 팔걸이를 한다.

(10) 손가락 골절

생명이 위험한 것은 아니나 잘 낫지 않으며, 회복 후에도 모양이 흉해지기 쉽고 일상생활에 지장을 초래할 수 있으므로 병원에서 치료를 받는다(그림 9-11).

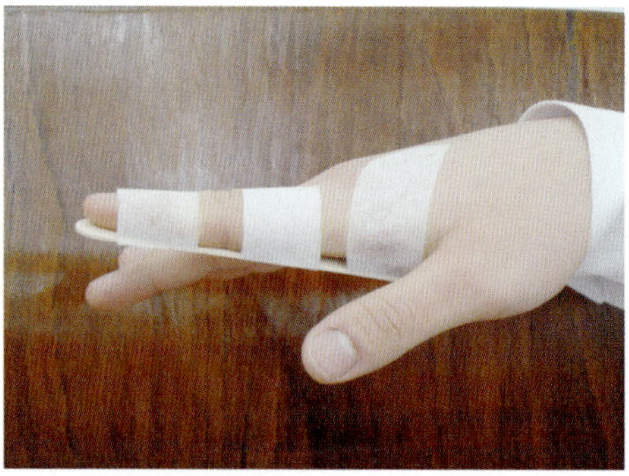

그림 9-11 손가락손상은 설압자, 볼펜 등을 이용한다.

(11) 다리 골절

넙다리뼈, 무릎뼈, 정강이뼈에 골절이 의심되면 부목을 이용하여 고정한다(그림 9-12, 13).

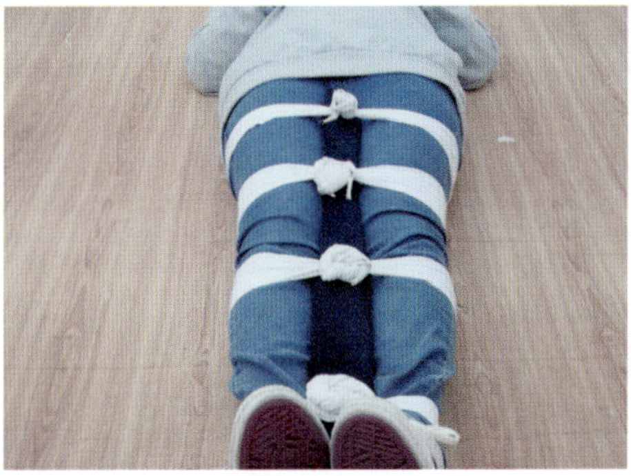

그림 9-12 옷, 담요, 붕대(넥타이, 스타킹) 등을 이용한 넙다리(대퇴)골절, 무릎골절, 정강이(하퇴)골절 처치

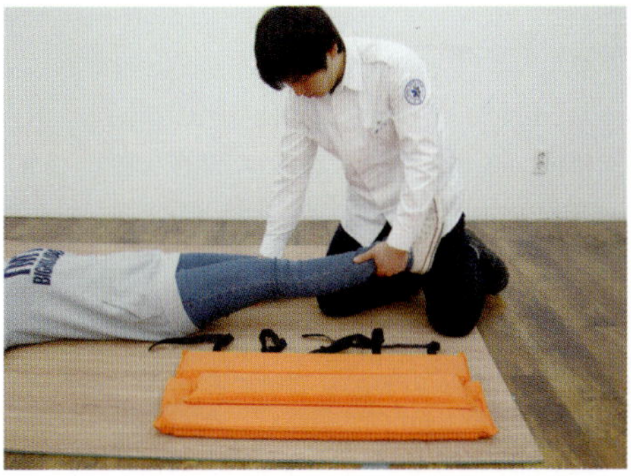

a. 손상부위 고정을 위해 부목을 넣는다.

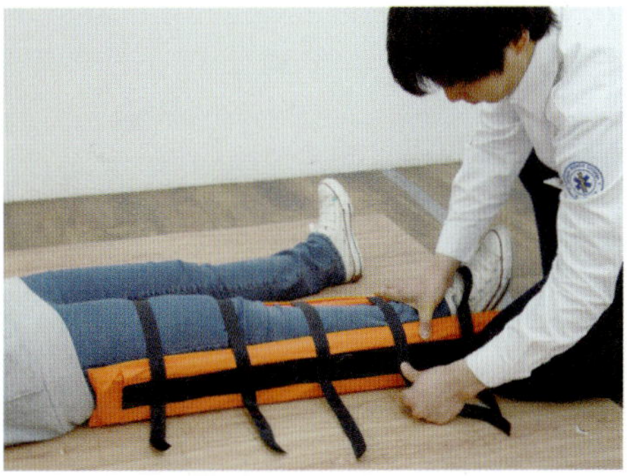

b. 손상부위 주변부터 고정한다.

그림 9-13 다리골절 응급처치

(12) 발목 골절

발전체를 방석, 베개, 두꺼운 옷 등을 이용하여 고정한다(그림 9-14).

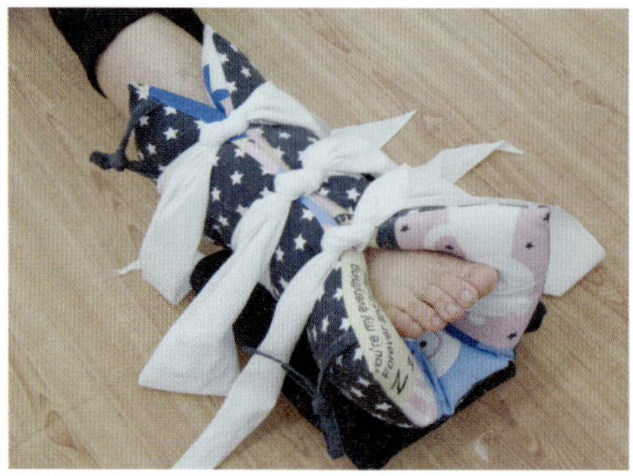

그림 9-14 방석을 이용한 처치

chapter 10

머리 및 척추의 손상

제10장 머리 및 척추의 손상

1. 신경계의 손상

해부학적인 위치 때문에 머리와 척추는 흔히 외상의 대상이 된다. 자동차사고나 낙상사고 시 머리는 충격을 받는 최초의 부위가 될 수 있고 종종 고의적인 둔상이나 관통상의 표적이 되기도 한다. 척수는 뇌와 신체 내 모든 기관을 연결해주므로 척수장애 시 뇌와 근육 및 신체기관 사이의 모든 신경전달 기능에 장애를 일으킨다. 이러한 척수손상은 자동차 사고나 낙상 시 빈번하고 다이빙이나 신체에 무리가 있는 운동경기 시 발생할 수 있다. 이러한 손상은 아주 위험하며 자주 발생하는데도 불구하고 사고 손상을 인지하지 못해 환자의 상태가 악화되거나 이송 시 치명적인 손상을 가져오게 된다(그림 10-1).

1) 머리손상

두피는 연부조직의 손상을 자주 입기 쉬우므로 좌상이나 열상, 박피, 출혈이 종종 일어난다. 두피는 이마(전두부)에서 뒤통수(후두부)까지 머리뼈(두개골)에 단단히 붙어 있지 않으며 양측방으로도 단단히 붙어 있지 않다.

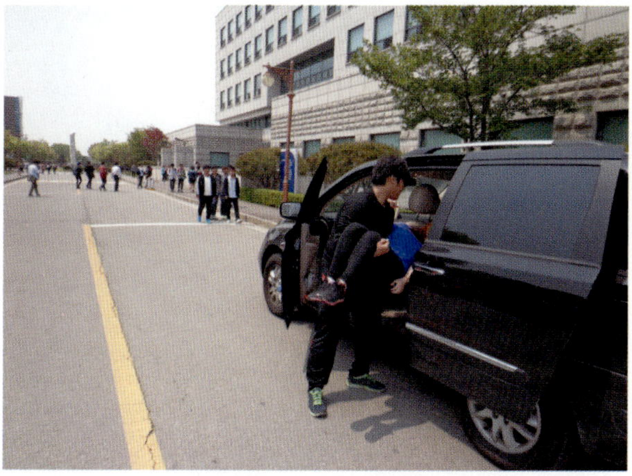

그림 10-1 교통사고 시 잘못된 이송의 경우

두피를 스쳐지나가는 타격에 의해 두피가 찢어져 뒤로 접히며 벗겨져서 머리뼈가 밖으로 드러날 수 있다(그림 10-2). 이러한 손상은 머리뼈가 노출되어 보기에는 아주 흉하지만 심하게 오염되지 않았다면 일반적으로 깨끗이 치유된다.

머리뼈(두개골) 골절은 쉽게 손상되지 않는다. 이 부위의 골절은 작은 크기의 갈라짐이 생기는 선상골절과 머리뼈 표면이 안쪽으로 들어간 함몰골절, 골절된 머리뼈 골편이 여러 조각 발생하여 골편들이 뇌막을 뚫고 들어가 그 밑에 있는 대뇌 및 소뇌의 조직에 물리적인 상해를 줄 수 있는 분쇄골절, 기저부 골절이 있다.

기저부 골절의 징후는 손상의 위치에 따라 다양하게 나타나는데 귀길(이도) 및 머리뼈 하외측에 골절이 발생하면 출혈된 혈액이 꼭지돌기(유양돌기)로 스며들게 될 수 있다. 이런 경우 베틀징후(Battle's sign)라고 부르는 피부변색이 나타나게 된다. 또한 눈 주위에 심한 변색이 나타나는 양측성 눈확(안와)주위의 반상출혈이 있고, 기저부 골절시 경질막이 찢어지면서 뇌척수액이 콧구멍(비강)이나 바깥귀길(외이도)을 통해 흘러나오게 될 수 있다.

두개내 손상으로는 뇌진탕, 뇌좌상, 두개내 출혈, 두개내압 상승 등이 있다.

① 뇌진탕이란 일시적으로 의식이 소실되지만 뇌가 물리적으로 손상된 것이 아니기 때문에 완전한 회복을 기대할 수 있다.

② 뇌좌상이란 뇌세포의 물리적인 손상이 발생하는 경우를 말하며 이로 인해 뇌기능의 장애, 부종, 두개강내 압력의 증가 및 뇌혈류량의 감소 등이 초래될 시 있다. 뇌좌상과 뇌진탕 후에는 의식수준과 다른 신체적 징후는 점점 호전되는 것이 보통이다.

③ 두개내 출혈은 출혈장소에 따라 서로 다른 병적 과정을 나타내는데 가장 표면적인 부위부터 열거하면 뇌내출혈, 경막하출혈, 경막외출혈이 있다. 뇌내출혈은 뇌실질내의 혈관이 파열하여 발생하는데 혈액 손실량은 적은데도 불구하고 아주 심각한 피해를 준다. 뇌막의 내부, 특히 경질막 아래의 거미막하 공간 내에 생긴 출혈을 경질막하 혈종이라고 부르며 이는 작은 정맥혈관이 파열되면서 출혈이 일어나기 때문에 아주 서서히 그리고 미묘하게 두개내압 상승 증상을 나타낸다. 이와는 다르게 경질막외 출혈은 보통 동맥혈관에서 일어나며 상태가 급속히 진행되고 환자는 빠르게 무의식 상태로 빠져든다.

혈압이 높은 혈관에서 출혈이 일어나므로 두개압이 빠르게 상승하며 대뇌가 압박을 받게 된다. 두개내압의 상승으로 인해 뇌신경세포로의 산소 및 혈액공급이 감소된다(그림10-3).

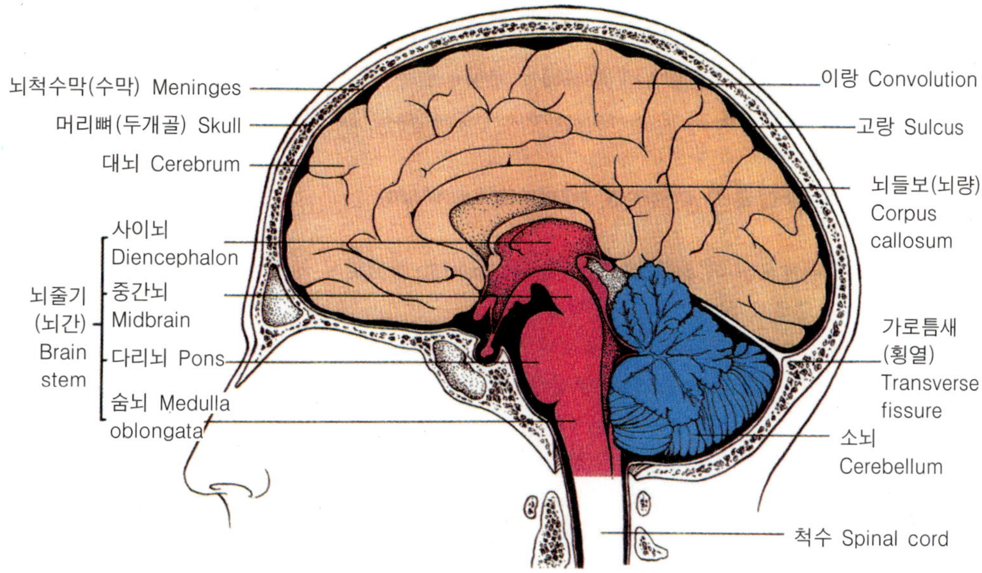

그림 10-2 뇌의 부위별 명칭

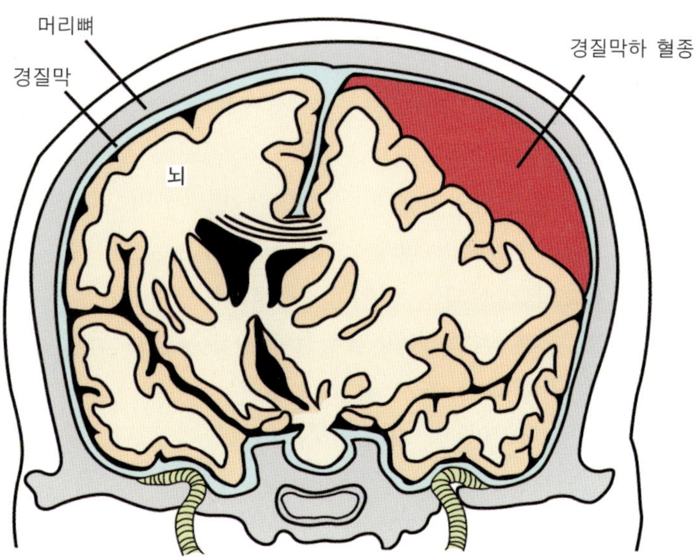

그림 10-3 경질막 하부에서 손상된 혈관으로부터 출혈되어 경질막하 혈종이 유발되었으며, 혈종은 뇌조직을 압박하여 영구적인 뇌손상을 일으킨다.

뇌진탕, 뇌좌상, 뇌내출혈, 경막하 혈종은 어떤 경우에는 2개 이상이 복합되어 발생하기도 한다. 때로 환자는 뇌진탕 때문에 즉각적인 의식소실을 보이는데 이는 단지 수분간 지속될 뿐이다. 그 후 환자는 의식을 회복하여 명료해졌다가 다시 의식수준이 저하된다. 이렇게 의식이 회복된 중간기를 명료기라고 부르는데 명료기는 흔히 경막외 혈종과 관련되어 나타난다.

2) 척수손상

머리손상을 의심할만한 이유가 있는 환자에서는 척추골절도 동반되었는지 의심하고 조치해야 한다. 환자의 손상과정 및 기전이 척수외상을 유발할 수 있는 가능성이 조금이라도 있다면 달리 확인하기 전까지는 척수손상이 있다는 가정하에서 환자를 치료해야 한다.

척수손상의 징후 및 증상은 손상의 정도와 환자의 전신상태에 따라 달라질 수 있다. 손상부위에 국한되어 동통만 있는 것에서부터 움직일 때 동통이 있는 것, 압통이 있는 것, 동통자체가 완전히 없는 것에 이르기까지 광범위한 양상을 보일 수 있다.

뼈 및 연부조직 손상이 명확하지 않으면서 인대의 순간적인 전위로 인해 척수에 외력이 작용하면서 발생하는 손상은 주로 운동 및 지각신경의 마비, 복부장기의 마비 등이 올 수 있으나 대부분 수시간에서 48시간 이내에 완전히 회복된다. 만일 회복되지 않으면 다른 심한 손상을 생각해야 한다. 척추사이구멍(추간공) 부위의 골편이나 척수에서 분리되는 곳에서 건열되어 발생되는 신경근 손상은 말초신경 손상으로 위팔신경얼기(상완신경총)에 빈발하며 회복이 잘된다.

척수전방 손상, 전척수동맥의 혈행장애로 발생하는 급성전방척수 압박증후군은 척수전각세포의 기능이 상실되는 것이고, 목뼈(경추)과신전에 의한 척추뼈고리판(추궁판)의 골절 또는 후척수동맥의 혈행장애로 발생하는 급성후방척수 압박증후군은 보행은 가능하나 감각이 좋지 않다.

목뼈 손상에서는 특징적인 몇 가지 임상 양상들이 있다. 첫째목뼈가 손상되면 교감신경계가 손상되므로 부교감신경 자극에 대한 길항작용을 더 이상 못하게 된다. 이 결과 남성에서는 음경지속 발기증이라 불리는 고통스러운 음경발기를 일으킨다. 또한 둘째 목뼈 손상이 있으면 환자는 상지를 쳐드는 자세라 불리는 독특한 자세로 될 수 있다. 이는 상지를 내리는 근육들은 마비된 반면에 상지를 들어 올리는 근육들은 정상상태이기 때문에 생긴다.

2. 신경계손상의 응급처치

두부 및 척수 손상의 가능성을 가진 외상환자는 순서에 맞게 빠짐없이 포괄적으로 평가해야 한다. 예견되는 손상에만 단순히 평가를 집중해서는 안 된다. 또한 생체징후를 측정하고 환자의 병력을 청취하여야 한다. 이러한 구체적인 평가 내용들은 다른 형태의 외상이나 내과적 질환의 환자에 못지않게 두부, 척수손상을 입은 환자에서도 중요하다. 하지만 ABC(기도-호흡-순환)에 관계되는 문제, 의식상태 저하, 혹은 진행성 쇼크 등이 발견될 경우에는 완전한 평가에 우선하여 응급처치와 이송조치를 먼저 진행시킬 수 있다. 가장 분명히 드러난 손상만을 확인하기 보다는 드러나지 않은 가장 치명적인 손상을 찾아내기 위해서는 평가과정을 체계화하여 자주 연습하는 것이 필요하다.

1) 신경계 손상의 평가

중추신경계 손상은 ABC(기도-호흡-순환)의 평가 및 확보가 무엇보다도 중요하며 일차평가의 D(의식상태평가 : AVPU척도)와 E(의복제거 및 지속적인 소생술)도 역시 중추신경계 손상과 관련된 징후 및 증상들을 조사하는 것이다.

첫 번째, 우선적으로 기도유지력의 상실 및 구토여부를 확인하기 위하여 기도유지 상태를 진찰해야 한다. 중추신경계 손상을 가진 무반응성의 환자는 구역반사와 정상적인 기도보호 작용이 소실되어 토할 수 있다.

두 번째, 호흡 상태를 평가하면 두부손상을 의미하는 진단적 징후들을 찾아낼 수 있다. 불규칙하거나 비정상적으로 깊거나 혹은 통상적으로 볼 수 없는 양상의 호흡 형태를 보이는지 확인하여야 한다.

① 중추신경성 과호흡(아주 빠르고 깊다)
② 체인스토크(Cheyne-Stokes) 호흡(주기적으로 호흡이 커졌다가 작아졌다가 그리고 무호흡이 나타났다가를 반복한다)
③ 빈호흡(산만하고 헐떡이듯이 호흡한다)
④ 실조성 호흡(불규칙하고 힘들여 억지로 쉬는 듯하며 가쁜 듯이 쉰다)
⑤ 빈사성 호흡(길게 무호흡이 있다가 간혹 헐떡이듯이 들이 쉰다)

등은 뇌간손상을 의미할 수 있으므로 신속한 이송이 요구된다.

세 번째, 순환상태를 점검해야 하는데 만일 맥박이 느리고 강하게 뛴다면 쿠씽반사의 일부일 가능성이 있다. 특히 힘들여 빠르고 깊은 호흡을 하려고 하는 환자에서는 더욱 가능성이 높다.

네 번째, 환자의 지남력 수준 및 자극에 대한 반응정도를 평가함으로써 의식수준을 확인한다. 손상초기의 중추신경계의 기본 상태를 확인하기 위하여 환자가 시간, 장소, 인물 및 자기 자신에 대한 올바른 인식을 갖고 있는지 여부를 신속하게 점검해야 한다.

다섯 번째, 생명에 위협이 될 수 있는 손상의 눈에 보이는 초기 징후들을 확인해야 할 것이다.

◆ Glasgow 혼수 계수

	검사	환자의 반응	점수
눈뜨기	자발적	스스로 눈을 뜬다.	4
	말하면	큰소리로 부르면 눈을 뜬다.	3
	통증을 가하면	꼬집으면 눈을 뜬다.	2
	통증을 가하면	눈을 뜨지 않는다.	1
가장 좋은 근육운동반응	명령하면	간단한 명령을 그대로 따라한다.	6
	통증을 가하면	꼬집으면 꼬집는 손을 제거한다.	5
	통증을 가하면	꼬집으면 신체의 일부를 피한다.	4
	통증을 가하면	통증에 대하여 부적절하게 신체를 굴곡한다.	3
	통증을 가하면	꼬집으면 신체가 신전된 자세로 굳어진다.	2
	통증을 가하면	통증에 대하여 근육운동 반응이 없다.	1
언어반응 (말하기)	말하면	대화가 가능하며 지남력이 확실하다.	5
	말하면	혼동되며 지남력을 상실하였다.	4
	말하면	말은 하지만 의미 없는 말을 한다.	3
	말하면	알아들을 수 없는 이상한 소리를 낸다.	2
	말하면	아무 소리도 내지 않는다.	1

* 각 항목의 환자 점수를 평가한 다음, 세 가지 항목의 점수를 합한 총 점수를 낸다. 총점이 7점 이하면 혼수를 의미한다.
* 각 항목의 환자 점수를 자주 반복하여 평가하고 평가 시간과 각각의 평가소견을 기록해 두어야 한다.

이외에도 머리 및 척수손상의 환자에서는 머리끝에서 발끝까지 이학적 검사와 활력징후의 측정 그리고 환자의 적절한 병력 청취 등을 철저히 시행해야 한다.

또한 환자의 중추신경계 상태를 평가하기 위하여 AVPU 척도와 글라스고우(Glasgow) 혼수계수를 많이 사용한다(표 참조). 이것은 객관적인 수치로 되어 있어서 나중의 중추신경계 평가결과와 비교해 볼 수 있고 응급실 의사와 환자의 상태에 대하여 의견을 교환할 수 있다.

이외에도 머리손상의 환자를 평가할 때에는 반드시 기도와 경추를 안정시킨 후 생체징후를 관찰 기록해야 하며, 의식수준을 평가 기록해야 하며, 동공반사 및 사지의 감각과 운동을 검사해야 한다.

척추손상의 경우 의식이 있는 환자는 척추골 부분의 동통을 느낄 수 있고 등이나 목에 있는 손상을 가르쳐 줄 수도 있다. 그러나 무의식 환자는 이러한 가장 중요하고 확실한 증상이 존재하지 않는다. 만일 의식이 있는 환자가 타진통, 느낌의 소실, 하나 또는 그 이상의 사지의 쇠약을 호소하면 척추손상이 있을 수 있다.

이러한 척추의 손상 중 변형은 심각한 손상을 의미하며 척추의 어떤 부분에 대한 국부적인 압통 또한 척추손상을 의심할 수 있다. 또한 감각의 손실이나 근육의 약화는 척추손상의 징후로 생각해 보아야 한다. 따라서 척추손상의 가능성에 대한 평가 시 의식이 있는 환자의 경우 사고의 종류에 대해 환자나 목격자에게 묻고 동통이나 무감각, 근육의 약화 부위에 대해 주의 깊게 묻는다. 또한 안면, 두부, 몸통 부위의 좌상, 열상, 박리를 조사하고 척추의 변형을 조사한다. 뒤쪽 가시돌기(극돌기)를 따라서 불규칙 변형과 국부적 압통을 진단하고 감소된 감각을 알아보기 위해 팔과 다리를 움직이게 하며 환자에게 도움 없이 손가락과 발가락 을 움직여 보게 함으로써 근육의 약화나 마비를 검사한다.

2) 머리손상의 응급처치

머리손상을 입은 환자의 응급처치는 중추신경계의 기능을 보호하고 유지하기 위해 일반적인 3가지 원칙에 준해서 시행한다.

첫째, 적절히 기도를 유지하고 보조적인 산소공급과 함께 적절한 환기를 유지한다. 심각성에 관계없이 두부손상을 입은 환자의 치료에서 가장 중요한 단계는 보조적인 환기와 산소의 주입과 함께 적절한 기도의 유지이다. 일단 기도가 확보되면 호흡수나 호흡의 깊이가 좋은 상태인지를 평가해야 한다. 만일 호흡이 비정상이면 과환기를 실시해야 한다.

둘째, 손상으로부터 경추를 보호해야 한다. 낙상 또는 자동차 사고로 머리손상을 입은 의식이 없는 환자들 중 10% 정도는 척수손상과 함께 목 손상으로 고통을 받게 된다. 척수손상을 입은 환자는 신속하고 확고하게 부목을 대줌으로써 더 이상의 손상으로부터 보호받을 수 있다(그림 10-4). 또한 차량 안에 있는 환자라면 그 자세대로 목(경추)부목을 대준다(그림 10-5).

셋째, 환자의 의식단계를 평가하고 계속적으로 감시한다. 머리손상을 받은 환자를 평가하는데 유일하고 가장 중요한 방법은 의식수준을 검사하는 것이다. 환자의 최초의 의식수준을 결정하고 관찰한 당시의 시간을 기록해야 한다. 의식수준은 그 다음 매 10분마다 검사하고 관찰 시간과 결과를 기록해야 한다. 의식수준의 어떤 변화는 두부손상 환자에게 있어서 가장 중요한 측정하기 때문이다.

두피열상인 경우, 매우 작은 열상일지라도 심각한 정도로 많은 혈액이 빨리 손실되어 허혈성 쇼크를 일으킬 수도 있다. 따라서 두피 열상으로 인한 출혈은 창상에 직접적으로 소독된 마른 거즈로 국부적인 압박을 가함으로써 억제할 수 있다. 다른 부분의 출혈과 마찬가지로 비록 혈액으로 드레싱이 축축하게 젖었을지라도 드레싱을 제거해서는 안된다. 그런 경우를 보강하기 위해서 첫 번째 드레싱 위에 두 번째 드레싱을 대준다.

머리나 얼굴에 대한 강타는 뇌진탕을 일으킬 수 있고 이러한 뇌진탕은 의식의 소실, 짧은시간의 호흡단절, 기억의 소실을 일으킬 수 있다 따라서 뇌진탕환자는 곧 회복된다하더라도 점진적인 신경학적 문제를 나타나는지를 평가하기 위해서 몇 시간 동안 계속적으로 감시해야 한다.

신체의 어떤 다른 연조직에서처럼 뇌는 어떤 물체가 머리뼈에 부딪혔을 때 타박상을 입는다. 타박상은 뇌 조직에 물리적인 손상을 일으키기 때문에 연부조직의 좌상에서처럼 손상된 혈관으로부터 출혈과 종창을 일으킨다. 이러한 경우 적절한 호흡과 산소주입의 중요성은 더 이상 강조할 필요가 없다.

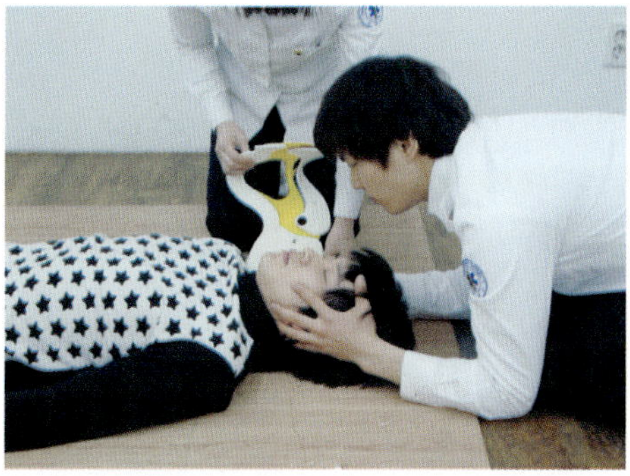

a. 머리를 고정한 채로 부목을 준비한다.

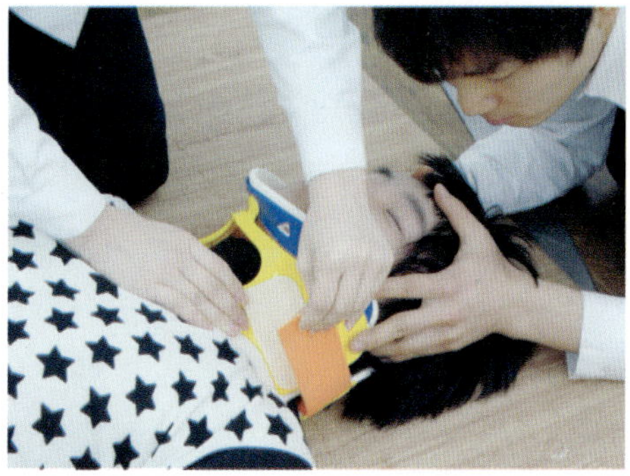

b. 부목을 넣어 고정한다.

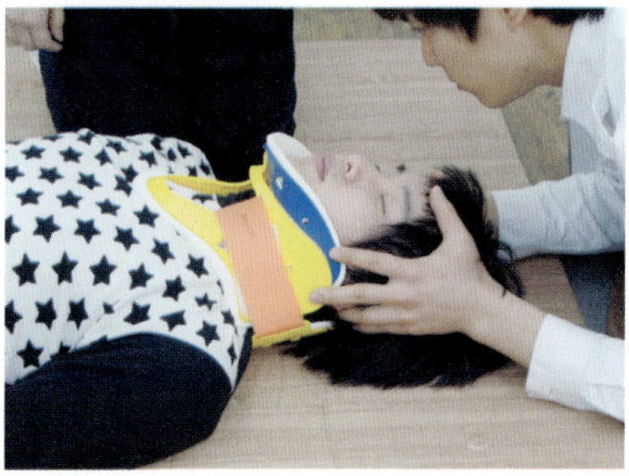

c. 목 고정 후에도 머리를 움직이지 않도록 한다.

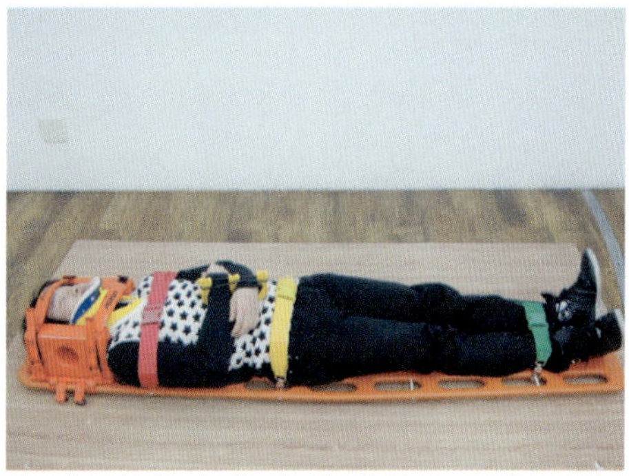

d. 머리부터 발끝까지 고정시킨다.

그림 10-4 **목 및 척추손상 환자 처치**

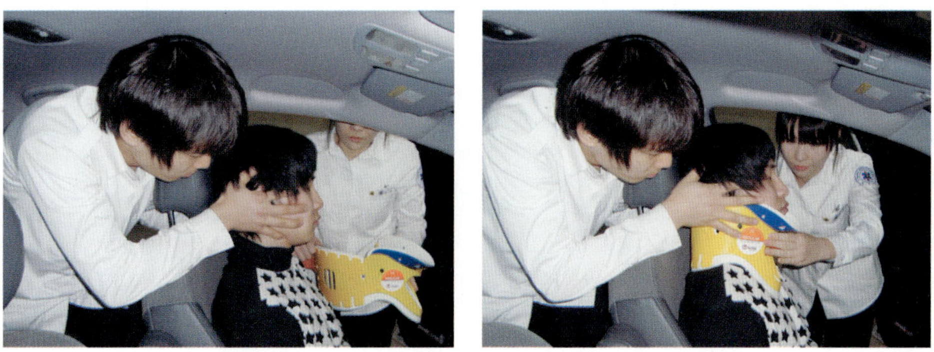

그림 10-5 **차량 안에서의 경추부목 사용**

3) 척수손상의 응급처치

머리에 외상이 있다면 척추손상을 의심해야 한다. 적절한 응급처치를 위해 외상처치의 일반적 원칙에 준하여 척추고정을 시행한다.

척추손상의 응급처치는 모든 다른 주된 손상과 같은 규칙으로 시행한다. 기도확보, 적절한 보조호흡, 국부적인 압력거즈로 출혈억제, 그리고 가장 중요한 것은 환자가 움직이기 전에 부목을 대주는 것이다.

목뼈(경추)손상을 입은 환자에게 잘못 실시되는 적절치 못한 처리가 영구적인 마비를 일으킬 수 있다는 위험을 항상 인식해야 한다. 응급환자의 상태악화는 환자의 기도를 열어줌으로써 막을 수 있다. 그러나 머리를 기울이고 턱을 들어올리는 방법은 목뼈에 손상을 일으키므로 사용해서는 안된다.

목 손상을 입은 환자들 중 헬멧을 착용하고 있는 경우 적절한 호흡을 방해하거나 또는 적절한 기도를 확보할 수 없을 경우, 헬멧이 너무 느슨해서 척추고정 장치에 의한 안전이 두부에 적절한 고정을 제공하지 못할 경우는 헬멧을 제거한다.

일단 척추손상이 의심되면 척수신경손상을 피하기 위한 모든 노력을 기울여야 한다. 절대 머리나 목을 비틀거나 지나치게 굴곡해서는 안된다. 만일 머리를 수동으로 안정화시킬 때 저항 또는 통증이 증가된다면 더 이상의 견인을 해서는 안되고 변형된 자세에서 목에 부목을 대주어야 한다.

무릎, 등, 허리, 목 아래의 빈 공간들은 베개나 담요로 채우고, 가슴과 팔, 골반, 하지는 끈이나 넥타이로 기구를 고정시킨다. 환자의 손은 이송 도중 떨어지지 않도록 양손을 느슨하게 붙들어 매둔다. 손목은 서로 교차시켜서 고정장치 또는 부드러운 붕대로 묶어 놓는다(그림 10-4 d). 만일 척추손상환자가 앉은 상태로 발견 되었을 경우 짧은 척추판이나 다른 짧은 척추구출용 기구를 목뼈(경추)와 등뼈(흉추)를 지지하기 위해 사용한다.

신경성 쇼크는 혈관의 크기를 조절하는 신경의 마비에 의해 일어나는데 이에 대한 처치는 척추에 부목을 대주고 긴 척추판자의 하부를 올려줌으로써 쇼크자세로 환자를 놓는다. 이러한 자세는 혈액이 복부나 하지의 확장된 혈관으로부터 유인되는 것을 도와주어 활발한 순환을 거쳐 심장으로 되돌아온다. 긴 척추고정판의 아래는 20~30cm 정도 들어 올려주어야 한다. 지나친 거상은 창자나 다른 복부내장이 횡격막 바로 밑으로 떨어져 환자의 남아 있는 호흡기전을 상하게 하기 때문에 피해야 한다.

chapter 11

열과 냉에 의한 손상

제11장 열과 냉에 의한 손상

1. 화상(Burn)

화상이란 직접적인 열손상, 화학물질, 전기 등에 노출되어 생기는 피부의 손상을 말한다. 화상으로 인한 위험도는 피부의 손상 정도에 달려있으며, 손상 정도는 피부의 화상 범위와 깊이에 의해 결정된다. 피부의 기능은 몸으로의 세균침입을 방지하고, 체온조절과 수분의 침투와 증발을 방지한다. 피부는 외부로부터의 자극에 대하여 인체를 보호해주는 역할을 하는데 손상 시에는 세균의 침입에 의한 감염, 체액손실, 온도조절 장애 등으로 심한 통증과 경우에 따라서는 생명을 위협할 수도 있다.

1) 화상의 종류(그림 11-1)

(1) 1도 화상

피부의 표면만 손상된 상태를 말한다. 즉, 피부만 붉게 변한 상태로 흔히 여름에 해수욕장에서 일광욕 후에 피부가 붉게 변하면서 따가운 현상이라 할 수 있다.

(2) 2도 화상

표피와 진피의 일부분까지 손상된 상태를 말한다. 2도 화상 시에는 피부에 수포(물집)가 형성되고 통증이 심하다.

(3) 3도 화상

진피의 전체가 손상되거나 피하의 지방, 근육, 골격, 신경까지도 손상될 수가 있다. 3도 화상 부위는 건조되어 피부가 마르고 색깔이 변한다(갈색 또는 흰색). 3도 화상 부위는 심한 손상으로 감각 마비와 통증을 느끼지 못할 수가 있지만, 주변의 2도 화상 부위는 심한 통증을 느낄 수가 있다.

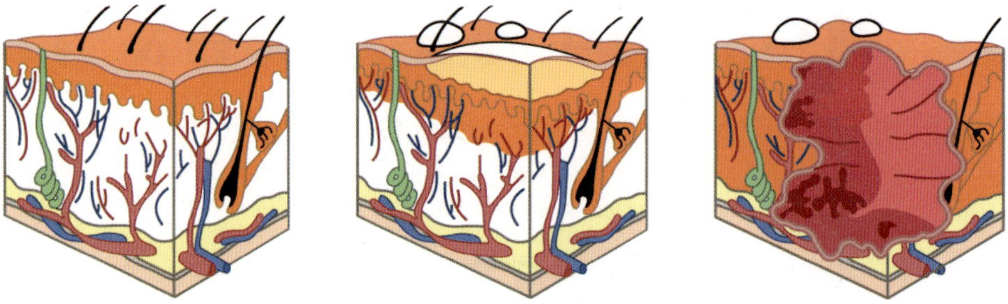

그림 11-1 열화상에 의한 손상의 3단계

A : 1도 화상은 표피의 일부분만이 손상된 경우로 피부가 붉은색으로 변한다.
B : 2도 화상은 표피뿐 아니라 진피의 일부까지도 손상되는 경우로 수포가 형성되는 것이 특징이다.
C : 3도 화상 시에는 표피와 진피의 파괴는 물론이고 심지어 피부 아래의 심부조직까지도 손상된다.

2) 화상의 중증도 결정 요소

① 화상의 원인(화재, 가스, 물)
② 화상부위의 깊이와 면적
③ 손상부위(얼굴, 손, 발, 회음부)
④ 환자의 연령(소아, 노인) 및 건강상태

경증화상	중간화상	중증화상
1도 화상 – 50% 이하 2도 화상 – 체표의 15%이하 3도 화상 – 체표의 2%이하	1도 화상 – 체표의 50~70% 2도 화상 – 체표의 15~25% 3도 화상 – 손, 발, 얼굴, 회음부를 포함한 체표의2~10%	2도 화상 – 체표의 25%이상 노인이나 질환이 있는 경우 3도 화상 – 체표의 10%를 넘는 손, 발, 얼굴, 회음부의 화상

3) 화상 면적의 산출

화상 표면의 면적을 산출하는 법은 몸의 각 부분을 9%씩 나누는 9의 법칙을 이용한다(그림 11-2). 소아와 영아에서는 머리가 체표면적에서 많은 부분을 차지하기 때문에 상대적으로 적은 면적을 차지하는 다리부위에서 %를 줄이고 머리부위의 %를 늘린다(1%는 환자의 손바닥 크기).

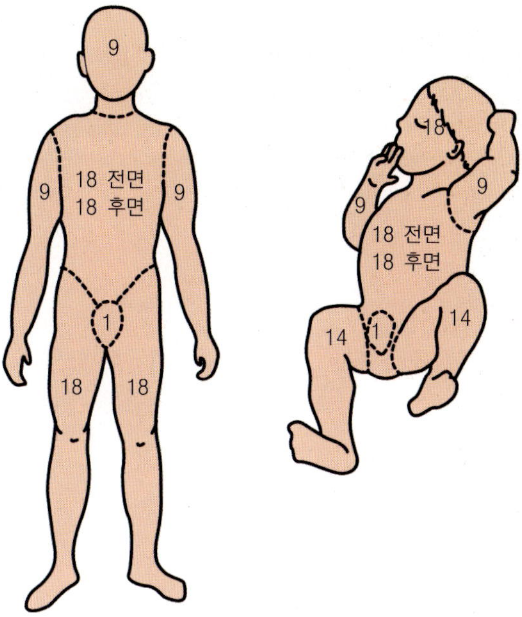

그림 11-2 Rules of Nine

4) 화상의 처치

환자에게 접근할 때에는 항상 사고현장이 안전한지를 확인한 후에 움직여야한다. 특히 화재현장이나 전기에 의한 손상환자라면 먼저 처치원의 안전부터 확보하여야 한다. 화재에 의한 화상환자라면 연기 흡입에 의한 기도부위의 부종으로 호흡곤란이 발생할 수도 있기 때문에 주의 깊게 살펴야 한다.

화상의 처치는 다음의 4단계로 이루어진다.

① 화상부위를 찬물이나 찬 물수건 등으로 통증을 감소시킨다(그림 11-3).
② 화상부위를 소독거즈로 덮어준다.
③ 감염을 예방한다.
④ 쇼크(충격)를 예방한다.

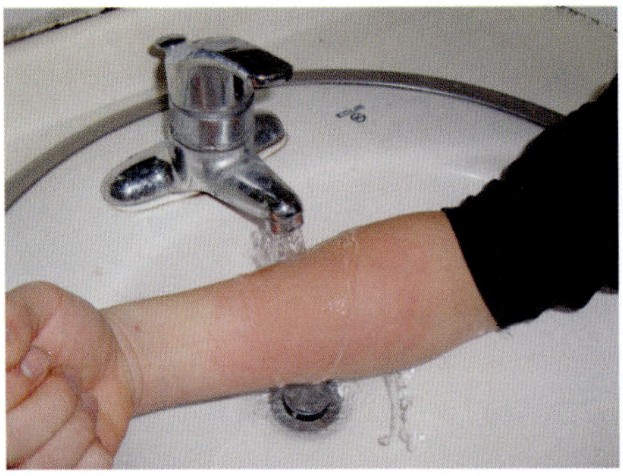

그림 11-3 화상 응급처치

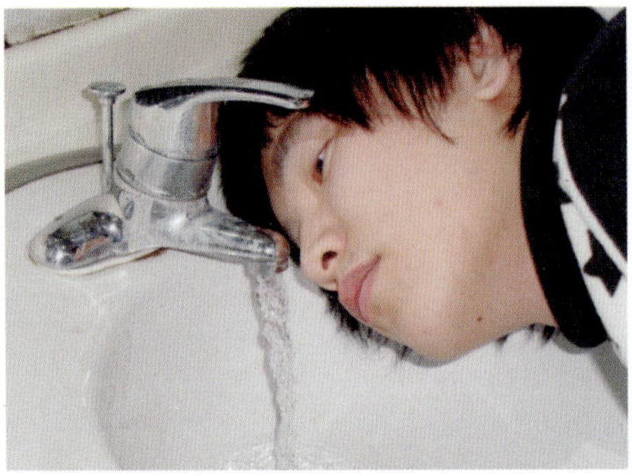

그림 11-4 눈에 화학물질이 있을 때는 손상 부위를 아래로 해서 흐르는 물로 씻어낸다.

(1) 화학약품에 의한 화상

화학반응을 일으키는 물질이 피부에 접촉됐을 때 발생하는데 공장이나 가정에서 자주 일어난다. 가정에서 사용하는 청소용 염산, 표백제, 페인트, 정원 살충제 등이 피부에 접촉 시 화상이 유발될 수 있다. 화상의 진행을 막기 위하여 화학물질을 피부와 분리시키는 것이 중요하다.

약품이 묻은 옷과 장신구는 제거한 후에 화상 부위를 흐르는 물에 약 15~30분정도 씻는다(그림 11-4). 통증이 사라진 후에도 10분 이상 더 씻어주어 피부에서 화학물질이 완전히 제거되도록 하여야 한다. 화학물질을 씻어낸 후에는 건조한 소독거즈로 화상부위를 덮어주고 병원으로 이송한다.

(2) 전기에 의한 화상

전기화상 시에는 다른 화상과는 다른 특징이 있다. 첫째, 조직의 손상은 겉으로 보이는 피부의 손상보다 심하게 발생한다. 둘째, 전기 에너지에 의해 부정맥이 발생하여 심정지가 될 수 있다. 그러므로 전기화상 환자를 발견하면 1차 기본조사를 실시해야 한다. 화상부위는 마른 드레싱을 덮어주고 붕대는 느슨하게 감아준다.

(3) 호흡기 계통의 화상

화재로 인하여 정신을 잃고 쓰러져 있거나 얼굴화상, 밀폐된 곳에서의 연기나

가스로 인한 화상, 거친 호흡 및 기침 시에는 호흡기 계통의 화상을 의심하여야 한다. 기도가 부어오르면 숨길이 좁아져 호흡곤란이 되거나 호흡이 정지될 수도 있다. 입이나 코 등 얼굴 주위를 주의 깊게 관찰하면 기도에 손상을 입었는지 확인할 수가 있다.

〈화상처치 시 주의사항〉

① 화상 주위를 찬물로 식혀준다.
② 소독된 마른 드레싱으로 덮어준다.
③ 쇼크(충격)예방을 해준다.
④ 화상부위에 직접 얼음을 대지 않는다.
⑤ 피부에 들러붙은 옷은 함부로 제거하지 않는다.
⑥ 물집은 터뜨리지 않는다.
⑦ 간장, 버터 등 민간요법을 사용하지 않는다(2차 감염 유발 가능).
⑧ 기름이나 연고는 오히려 열의 방사를 방해하며 통증을 가라앉힐 수가 없다.

2. 열손상

신체가 견뎌낼 수 있는 한계보다 더 많은 열에너지에 노출되었을 때에 발생한다. 정상적인 체온은 평균 36.5~37℃로써 몸의 상태를 적절하게 유지하기 위해서 체온은 항상 일정하게 유지된다. 체온을 조절하는 기전은 피부 혈관이 확장되어 땀을 흘려 열을 발산하는 것이며, 체온이 상승하면 피부를 통한 열의 손실을 증가시켜 균형을 유지한다.

즉, 체온이 주위의 온도보다 높으면 피부 밑에 있는 혈관이 확장되어 열을 방출하며 체온이 떨어지면 혈관을 수축(몸의 떨림으로 인한 근육운동으로 열이 생성)시켜 몸안의 열을 보존한다.

열에 의한 손상의 형태는 크게 일사병, 열경련, 열사병으로 구분할 수 있다.

1) 일사병(heat exhausion)

가장 흔히 발생하는 열손상이며 극심한 고온의 환경에서 장시간 운동을 하거나 일을 할 때 흔히 발생한다. 몸의 심한 발한으로 인하여 수분과 전해질이 소실되어 체액이 고갈되는 경우에 발생한다. 즉, 고온다습한 곳이나 두꺼운 옷을 입고 작업하는 사람에게 빈번하게 발생한다. 체온이 상승된 일사병 환자는 열사병으로 상태가 악화될 수 있기에 주의 깊은 관찰이 필요하다(그림 11-5).

※ 발한 : 피부로 땀을 배출하여 수분을 기화시킴으로서 체온의 하강을 유도하는 신체의 방어기전

(1) 증상이나 징후

수분소실로 인한 갈증호소와 두통, 오심, 현기증, 전신쇠약.
체온은 대부분 정상이지만 간혹 상승할 수도 있다.

(2) 응급처치

① 의식 확인 및 1차 기본조사(ABC) 및 처치를 실시한다.
② 그늘이 있는 시원한 장소로 옮긴다.
③ 호흡하기 편하게 의복을 느슨하게 해준다.
④ 의식이 있으면 수분공급을 해준다.
⑤ 의식이 나빠지면 119에 도움을 요청한다.

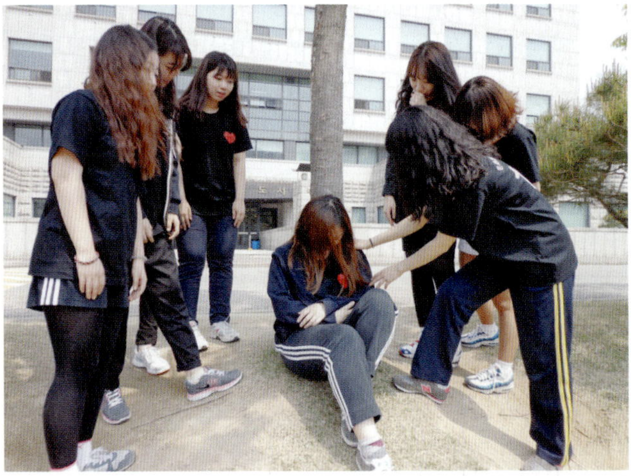

일사병 증상이 나타나는 환자는 그늘진 곳으로 옮겨 옷깃을 늦춰주고 음료를 제공한다.

그림 11-5 **일사병 증상**

2) 열경련(Heat cramps)

갑자기 심한 운동을 한 후에 고통스러운 근육경련이 발생하는 것으로 대부분 다리의 근육에서 빈발하며 전해질의 불균형(염분소실)으로 유발된다고 추정되고 있다. 흔히, "쥐가 났다" 라는 얘기를 많이 한다(그림 11-6).

(1) 증상이나 징후

체온은 정상, 피부는 축축하다. 경련

(2) 응급처치

① 시원한 장소에서 휴식을 취하게 한다.
② 시원한 물이나 이온음료를 공급한다.
③ 근육경련이 일어난 부위를 약간 늘려주거나 가볍게 마사지를 해준다.

※ 주의 - 고농도의 염분을 제공하면 환자가 갈증을 더 느낀다.

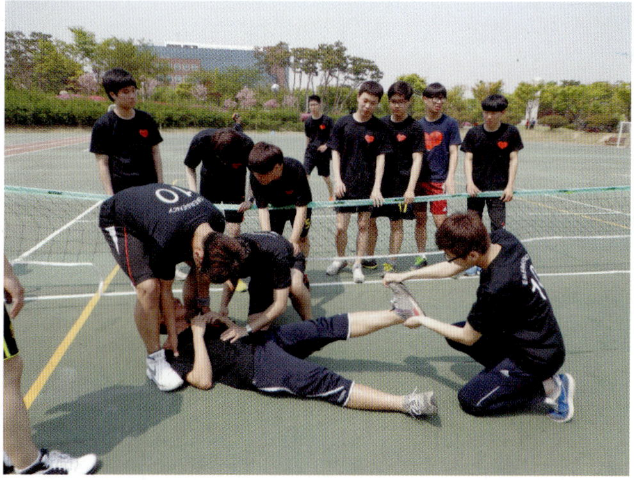

대부분의 열경련은 휴식, 근육의 이완, 음료제공 등으로 회복된다.

그림 11-6 열경련 증상

3) 열사병(Heat stroke)

열사병은 자주 발생하지는 않지만 발병하면 가장 심각한 고온 손상이다. 열사병을 응급처치 않고 방치하면 의식이 없어지며 사망하는 경우가 발생한다. 신체가 자율적으로 조절할 수 있는 체온의 방어기전보다 더욱 많은 열을 받을 때에 일어난다. 격렬한 운동, 환기가 안되는 밀폐된 곳, 습기 찬 환경에서 흔히 발생한다. 무더운 여름날 외부에 주차된 차안에서 어린이가 장시간 갇혀 있다면 위험한 상황이 일어날 수 있다.

(1) 증상이나 징후

① 맥박 불규칙
② 피부는 뜨겁고 건조하며 붉게 변한단.
③ 체온이 빠르게 상승하며 중심체온이 41℃정도까지 상승할 수 있다.
④ 자극에 대한 반응이 느리고 심하면 의식을 잃을 수가 있다.

(2) 응급처치

① 의식 확인 및 1차 기본조사(ABC)및 처치를 실시한다.
② 환자를 그늘이 있는 시원한 장소로 옮긴다.
③ 호흡하기 편하게 의복을 느슨하게 해준다.
④ 환자의 의복을 제거하고 찬물수건이나 시트로 환자를 덮고 몸을 식혀준다.
⑤ 의식이 있으면 수분공급을 천천히 해준다.
⑥ 의식이 나빠지면 119에 도움을 요청한다.

3. 한냉 손상

한냉 손상은 신체의 일부나 전신에 문제를 유발할 수 있다. 우리 인체는 더위나 추위에 대하여 스스로 신체를 보호할 수 있는 방어기전을 갖추고 있으나, 신체가 보온되지 않은 상태에서 장시간 추위에 노출되었을 때 방어기전이 억제되어 체온을 유지하지 못하여 체온이 떨어지게 된다. 현대사회는 지구 온난화 현상으로 옛날처럼 추위가 심하지 않아 한냉손상은 많이 줄었지만 겨울산행이나 때때로 손, 발, 귀, 코와 같은 신체의 일부분이 추위에 노출되어 발생한다.

유발요인으로는 추위에 노출된 시간, 대기온도, 노출된 시간 동안의 풍속 등이다.

1) 열소실 과정

(1) 전도 : 신체의 한 부분에서 차가운 외부나 물체로 열이 이동하는 것
(2) 대류 : 인체를 통과하는 공기의 흐름으로 열이 소실되는 것
(3) 기화 : 어떤 액체가 기체로 전환되는 것
(4) 호흡 : 정상적으로 숨을 쉬는 호흡과정에서도 허파 속의 따뜻한 공기가 호기를 통해 대기속으로 빠져나와 체열을 잃게 된다.
(5) 복사 : 열은 항상 따뜻한 곳에서 차가운 곳으로 근처의 물체와의 접촉이 없어도 이동한다. 즉, 추운 방에 서있는 사람은 열의 발산(방사, 복사)에 의해 열을 잃는다.

2) 동상(chilblain)과 침족병(immersion foot)

(1) 동상

조직이나 세포의 수분이 결빙되지는 않고, 통증을 느끼지 못하는 경우가 많다. 주로 귀나 코에 발생하며 피부는 창백해진다.

(2) 침족병

찬물에 지속적으로 노출될 때에 발생한다. 주로 "발" 에 발생하며 피부에 주름이 잡히고 차갑고 창백해진다.

(3) 증상이나 징후

① 손상부위의 감각소실
② 피부 변색되고 차가워진다.

(4) 응급처치

① 추운 환경으로부터 따뜻한 곳으로 옮긴다.
② 손상부위를 38~42℃정도의 물에 넣어 따뜻하게 한다.
③ 젖은 의복이나 조이는 옷은 느슨하게 해준다.

④ 손상 부위는 건조한 무균붕대로 감는다.
⑤ 환자의 상태가 저체온증으로 변하는지 주의 깊게 관찰한다.
⑥ 가능하면 의사의 전문치료를 받도록 한다.

3) 저체온증(Hypothermia)

신체가 추운 환경에 노출되거나 외상, 갑상샘기능저하증 등의 이유로 중심체온이 낮은 경우를 말한다. 인체의 체온이 35℃이하로 떨어지면 저체온증으로 볼 수 있다. 구강이나 겨드랑체온은 저체온시 정확한 중심체온을 반영할 수 없기 때문에 직장체온을 기준으로 한다. 특히 길거리나 지하도에서 잠을 자는 노숙자들과 길을 잃은 등산객에서 저체온증이 빈발할 수 있다. 점차적으로 체온이 떨어짐에 따라 심장은 비정상적으로 박동하며 지속적으로 체온이 감소한다면 심장마비로 이어지며 사망할 수 있다.

(1) 저체온증의 단계별 증상과 징후

1단계 : 몸을 떨어서 근육의 움직임을 증가시켜 많은 열을 생산하기 위한 잠재적인 생리적 반응인 전율이 나타난다. 체온은 32~35℃ 사이로 경미한 상태이다.

2단계 : 몸의 떨림이 멈추면서 근육기능의 특징적인 감소가 나타난다. 체온이 32℃ 이하로 떨어지면서 모든 근육의 운동이 멈춘다.

3단계 : 환자의 의식상태가 현저히 나빠지면서 방어기전이 소실된다. 체온은 29℃ 정도의 상태이다. 손과 발끝이 얼어버릴 가능성이 있다.

4단계 : 생체징후(Vital sign)의 변화가 심해진다. 특히 심장기능의 저하로 부정맥이 발생하고 맥박 불규칙과 호흡은 느리다. 체온은 27℃정도의 상태이다. 극도로 졸리는 상태가 된다.

5단계 : 무반응(혼수상태)이나 심정지(사망)를 관찰할 수 있다. 체온은 25℃이하로 중증의 상태이다.

(2) 응급처치

① 의식 확인 및 1차 기본조사를 실시한다.
② 호흡과 맥박의 유무를 정확히 확인하여 필요하면 인공호흡 및 심폐소생술을 실시한다.

③ 젖은 의복은 벗기고 건조하고 따뜻한 담요로 덮어준다.
④ 환자를 따뜻한 곳으로 옮겨 체온을 점진적으로 증가시킨다.
⑤ 환자의 의식이 명료하면 따뜻한 음료를 공급한다.
⑥ 119에 도움을 요청한다.

(3) 저체온증 환자 처치 시 주의사항

① 저체온증 환자에 대한 심폐소생술시에는 환자의 체온이 35℃이상으로 도달할 때까지 계속 실시한다. 저체온의 경우 대사량이 줄어든 상태로 어느 정도까지는 신체조직과 세포들이 손상을 받지 않기 때문에 심폐소생술을 쉽게 포기해서는 안 된다.
② 갑자기 체온을 높이면 부정맥이 발생할 가능성이 크므로 체온은 서서히 증가시켜야 한다.

※ 고온 및 한냉 손상 예방법

① 활동량을 줄이면서 자주 휴식을 취한다.
② 꽉 조이는 옷이나 신발은 피한다.
③ 영양 상태를 좋게 유지한다.
④ 알코올이나 약물의 남용을 피한다.
⑤ 가능한 물을 충분히 마신다.

chapter 12

중독(Poisoning)

제12장 중독(Poisoning)

어떤 형태(액체, 고체 또는 기체)로 된 물질이든 간에 인체 내에 들어오거나 피부와 접촉함으로써 일시적 또는 영구적인 손상을 가져오는 것을 말한다. 일단 몸속에 독극물이 들어오면 혈류를 타고 급속히 모든 조직으로 침투된다.

1. 약물 중독

이것은 우연한 사고로 혹은 약물과다복용이나 무절제한 약물 남용에서 비롯되는 경우가 많다. 우리의 생활주변에서 흔히 쉽게 접촉할 수 있는 상비용 약물(수면제, 진통제, 방부제, 살충제), 알칼리, 산 등의 각종 화공약품에 의한 중독 및 농촌지방에서는 농약에 의한 중독사고가 흔히 발생된다. 약물 중독 양상은 투여된 약과 양에 따라 그리고 투여 경로에 따라 다양하게 나타난다(그림 12-1).

1) 증상

증상은 약품의 종류, 먹은 분량, 먹은 후 경과된 시간 등에 따라 다르다.
다음 표는 약품과 투여물의 종류에 대한 증상을 살펴보았다.

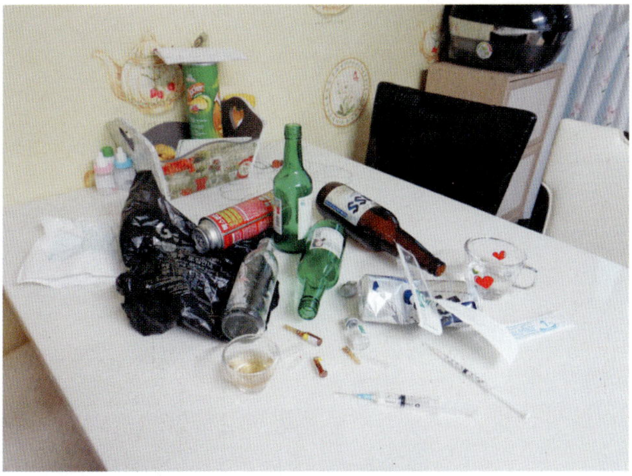

그림 12-1 약물중독

약	증상
진통제 아스피린(입으로 투여) 파라아세타몰(paracetamol) (입으로 투여)	• 상부복통, 오심(헛구역질), 구토 • 이명(귀울림) • 한숨 쉬는 듯한 호흡 • 혼돈 처음에는 효과가 거의 없다. 후에는 간 손상의 양상을 보임. 상부복통과 만질 때의 동통, 오심, 구토
신경안정제 수면제(바르비투르산) 진정제 계통 (입으로 투여)	• 중추신경억제작용, 호흡장애, 혼수, 무력감과 졸음이 오며 무의식에 빠짐 • 얕은 호흡 • 약하고 불규칙한 비정상적으로 느리거나 빠른 맥박
흥분제와 환각제 카페인 (caffeine), 암페타민(amphetamine), 코카인(cocaine) 등	운전사나 학생 등이 자주 복용하고 있으며 기분을 좋게 하고, 일의 능률을 높여주고, 식욕감퇴, 졸음 억제, 빈맥, 혈압상승, 흥분, 빠른 호흡, 두통, 불안상태
흡입제 아교질 상태의 아세톤, 본드, 부탄가스, 분무용 페인트 등	비닐봉지 또는 플라스틱 가방 안에서 약제를 기체로 만들어 쉽게 들이마신다. 환청과 환각, 의식불명, 저산소증

2) 응급처치

① 현장조사와 119에 도움을 요청한다.
② 1차 기본조사(ABC)와 2차 조사를 실시한다.
③ 회복자세를 취해준다(왼쪽으로 눕힌다).
④ 증거물을 확보한다.
※ 모든 경우에 있어서 충격(shock)에 대한 응급처치를 실시한다.

2. 유독가스 중독

연기, 가스 또는 유독가스는 치명적(특히, 호흡기계)이므로 구조자의 생명에 위험을 줄 수 있기 때문에 매우 주의해야 한다. 특히 밀폐된 장소에 축적된 연기나 증기는 보호장비를 갖추지 않은 구조자에게 큰 피해를 줄 수 있으므로 맨홀이나 유류탱크 청소 등의 작업 시 조심해야 한다. 유독가스 중독 중 그 발생 빈도가 높은 것은 일산화탄소와 아황산가스 중독이다. 유독가스에 대한 증상은 다음과 같다.

가스	원인	증상
연기	화재현장 유독가스와 연기 흡입	기도에 자극을 주어 기도경련과 부종을 일으키며 호흡곤란과 기침천명을 동반하여 의식을 잃는다. 코나 입주위에 화상을 입을 수 있다.
일산화탄소	자동차배출가스 화재의 연기 불완전 연소시	만성적 노출 시에는 두통, 혼미, 구토, 요실금 가능. 급성중독은 빠르고 힘든 호흡과 피부청색증, 의식장애, 의식소실이 나타난다.
이산화탄소	지속적으로 밀폐된 공간에 농축된다(땅속, 우물, 지하탱크).	호흡곤란, 두통, 어지러움, 의식소실이 빨리 진행.

응급처치

① 현장조사와 응급의료기관(119)에 연락한다.
② 1차 기본조사(ABC)와 2차 조사를 실시한다.
③ 회복자세를 취해준다(왼쪽으로 눕힌다).
④ 증거물을 확보한다.

※ 모든 경우에 있어서 충격(shock)에 대한 응급처치를 실시한다.

3. 기타 중독

야외소풍이나 바닷가에서 물리거나 쏘이는 경우 대부분 사소하기 때문에 응급처치만으로도 통증이나 불편함을 해결할 수 있다.

그러나 동물(혹은 사람)에 의해 교상된 경우에는 입안의 세균 때문에 의사의 치료를 꼭 받아야 한다. 특히 뱀에게 물린 경우 독이 있을 위험이 크다.

물린 상처를 깨끗하게 소독했더라도 파상풍이나 광견병 같은 심각한 상태가 올 수 있으므로 세밀한 주의가 필요하다.

1) 독사교상

(1) 독사의 종류

우리나라에 서식하는 뱀의 종류는 14종이지만 그중 까치살모사, 살모사, 불독사 등이 독사로 알려져 있다.

(2) 독소의 특징

독사교상으로 인한 중독은 독사의 이빨에서 분비되는 독이 물린 상처를 통해 체내로 들어와 일으킨다(그림 12-2). 독소는 대체로 신경독과 혈액독으로 구분한다.

① 신경독 - 입과 목 그리고 호흡근을 마비시킨다.

② 혈액독 - 용혈현상을 일으켜 혈관벽의 내벽파괴, 적혈구 용혈, 조직세포 파괴로 내출혈을 일으킨다.

(3) 독사 교상의 증상

뱀의 종류에 따라 다르다

① 한 쌍의 뚫린 이빨자국이 있다.

② 물린 자리가 심하게 아프다.

③ 물린 주변이 빨갛게 되고 심하게 붓는다.

④ 숨을 힘들게 쉬고, 심한 경우 숨이 멎는다.

⑤ 앞이 잘 안보인다.

⑥ 땀과 침이 많이 흐른다.

⑦ 불안, 흥분

(4) 응급처치

① 안정시킨다.

② 상처를 깨끗이 씻는다.

③ 물린 부위에서 5~10cm 정도 윗부분을 붕대로 묶어준다.

④ 가능하면 물린 부위를 심장보다 낮게 한다(종아리라면 무릎을 세운다).

⑤ 가능한 빨리 의사에게 항독 처치를 받도록 한다(뱀의 종류를 기억한다).

⑥ 얼음찜질을 금지한다(사독을 차갑게 하면 독성이 더욱 심해진다).

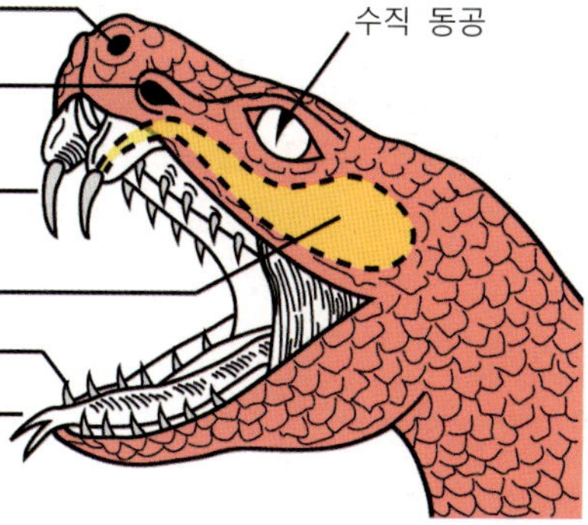

그림 12-2 독사의 부분별 명칭

2) 광견병

모든 동물의 입안에는 세균이 자란다. 날카로운 이빨에 물리면 피부를 뚫고 조직 깊숙이 세균이 들어간다. 광견병에 걸린 개에게 물리면 사람도 광견병이 생길 가능성이 있다. 이 병은 개, 고양이, 여우 등 광견병에 걸린 동물에게 물렸을 때 또는 상처가 난 곳을 핥을 때 침이나 콧물 속에 섞여 있다가 인체에 감염된다.

〈응급처치〉

광견병이 있다고 생각되는 동물(개, 고양이 등)에 물렸을 때는 비누와 물로 상처를 깨끗이 씻고 말린 후, 소독약을 바르고 소독된 거즈를 대고 붕대를 감고 환자를 신속히 의사에게 보낸다.

3) 벌에 의한 손상

벌이나 땅벌, 말벌 등에 쏘이면 실제로 위험한 것보다는 아파서 문제가 된다.
증상으로는 아프고 부으며, 가려운 곳을 긁으면 감염되는 경우가 있다.
향수 등의 강한 자극성 냄새, 원색의 옷 등은 피한다.

〈응급처치〉

① 핀셋으로 침을 뽑는다.
② 통증을 해소하고 부기를 막기 위해 얼음찜질을 실시한다.

4) 해파리에 의한 손상(포르투갈 군함, 말미잘, 가시고기)

해수욕을 즐기는 사람, 바닷가에 사는 사람 또는 어부들이 흔히 해파리에 쏘여서 그 통증으로 극도의 출격이나 탈진상태를 초래하는 경우가 발생한다.

〈응급처치〉

① 환자를 진정시킨다.
② 상처부위에 알코올, 식초를 몇 분 동안 부어서 침 세포를 불활성화 시킨다.
③ 침 세포가 독을 분비하기 전에 없애며 분비된 침독을 중화시킨다.

chapter 13

급성질병

제13장 급성질병

1. 뇌졸중(Cerebrovascular accident : CVA)

뇌졸중은 뇌로 가는 혈류가 차단되어 뇌가 손상을 입은 질환을 말한다. 뇌는 산소와 당의 계속적인 공급이 필요하며, 지속적인 산소와 당의 공급을 위하여 뇌로의 혈류가 적절히 유지되어야 한다.

뇌의 각 부분은 몸의 특정한 기능을 조절하므로 뇌 손상 시 나타나는 임상적 양상은 손상된 부위의 조절기능과 손상범위에 달려 있다(그림 13-1).

※ 뇌혈류의 차단 원인 : 뇌동맥내의 혈액응고(혈전), 뇌동맥의 파열(뇌출혈), 뇌색전증

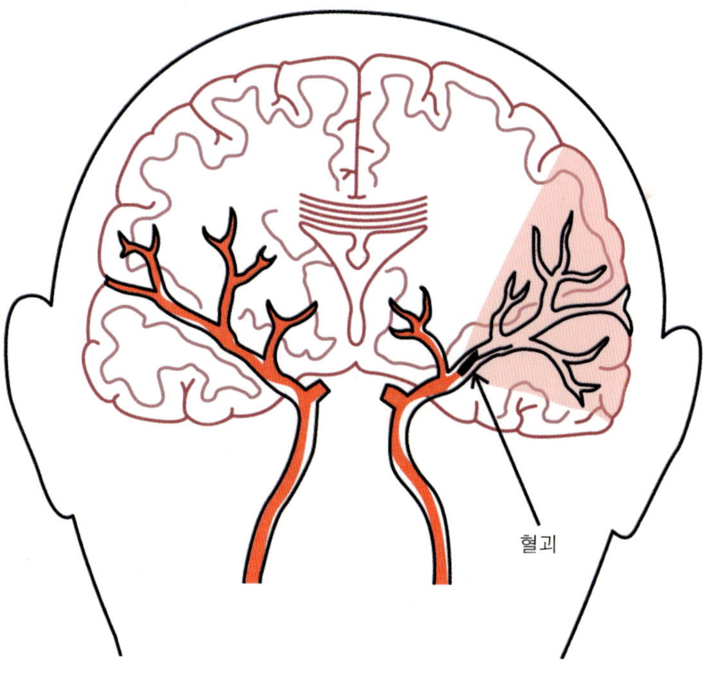

그림 13-1 동맥경화증은 뇌동맥의 벽에 손상을 주어 혈관의 협착과 응고를 야기한다. 뇌졸중은 뇌혈관이 폐쇄되어 혈류가 차단됨으로서 발생한다.

뇌졸중의 발생기전과 원인질환

발생기전	원인질환
혈전에 의한 뇌혈관의 폐쇄	동맥경화증
뇌동맥 파열에 의한 출혈	고혈압, 뇌동맥류, 혈관기형
색전에 의한 뇌혈관의 폐쇄	심장판막질환, 심방세동, 심근경색, 대동맥 동맥 경화증

1) 혈전(Thrombosis)

혈전은 뇌졸중의 가장 흔히 발생하는 원인인데 혈관벽에 동맥경화증이 진행되면 죽상반에 의하여 혈관의 내경감소로 중상반의 파열 및 혈전형성으로 인한 뇌혈관이 폐쇄될 수 있다.

2) 동맥파열에 의한 뇌출혈

뇌동맥의 파열은 뇌내에 출혈을 야기하는데 뇌출혈이 발생하면 출혈부위의 동맥수축을 야기하며 그 혈관으로의 혈류량을 감소시킨다. 고혈압 환자에게서 흔히 발생하는 뇌출혈은 혈관의 변화 때문이 아니라 정상 동맥이 견딜 수 없을 정도의 높은 혈압으로 인하여 혈관이 터져서 발생한다.

3) 뇌색전증

순환계내에서 형성된 혈전이 형성된 장소로부터 이동하여 다른 장소의 혈관을 막는 현상을 색전(embolus)이라 한다.

이미 형성되어 있던 형전이 동맥을 따라 이동하여 뇌혈관을 폐쇄하며 뇌졸중을 초래한다. 색전을 일으키는 원인은 주로 혈전이지만, 때로는 심장내 종양이나 죽상종이 색전의 원인이 될 수 있다. 드문 예로는 수술이나 주사 후 실수로 체내에 공기가 주입되어 색전이 될 수도 있다.

(1) 뇌졸중의 증상과 징후

① 몸의 편측에 발생하는 반마비(편마비, hemiparesis or hemiplegia) - 몸의 양측이 동시에 마비되는 경우는 매우 드물다.

② 의식장애(기억장애, 의식혼미, 혼수상태)

③ 언어 또는 시력장애
④ 경련
⑤ 호흡이나 연하장애
⑥ 안면근육의 마비 또는 표정의 상실
⑦ 두통

(2) 뇌졸중을 일으키는 위험요소

① 고혈압

고혈압 상태가 오래 이어지면 뇌의 동맥경화가 진해되어 혈관이 파손되기 때문에 뇌출혈이 일어나기 쉽고 혈관이 막혀 뇌경색이 일어날 가능성이 높다.

② 콜레스테롤과 중성 지방

HDL콜레스테롤은 낮고 LDL콜레스테롤이 높을 경우 동맥경화의 원인이 되며 중성지방이 높은 경우에도 확률은 높아진다.

③ 당뇨병이나 심장병

혈액 중의 대사 이상이 있는 사람은 뇌경색이 되기 쉽다. 특히 심방세동이라고 심장의 박동이 빠르고 맥박의 크기도 리듬도 불규칙하게 되면 심장에 작은 혈전이 생기기 쉽고 이것이 떨어져 뇌에 흘러가 뇌색전증을 일으키기 쉽다.

④ 비만

비만 그 자체가 뇌졸중 발생의 위험을 증가하는 것은 아니나 성인병이 되기 쉬우므로 위험요소가 될 수 있다.

⑤ 담배

담배의 니코틴은 혈관을 수축시켜 혈압을 높이고 혈관속의 지방산이나 콜레스테롤을 증가시킨다. 그래서 동맥경화를 진행시켜 부정맥이나 협심증, 심근경색을 유발하기 쉬운 것이다.

(3) 뇌졸중이 의심되는 환자의 응급처치

① 의식 유 · 무 확인
② 기도유지 및 기도유지를 위한 조치
③ 호흡 및 맥박확인

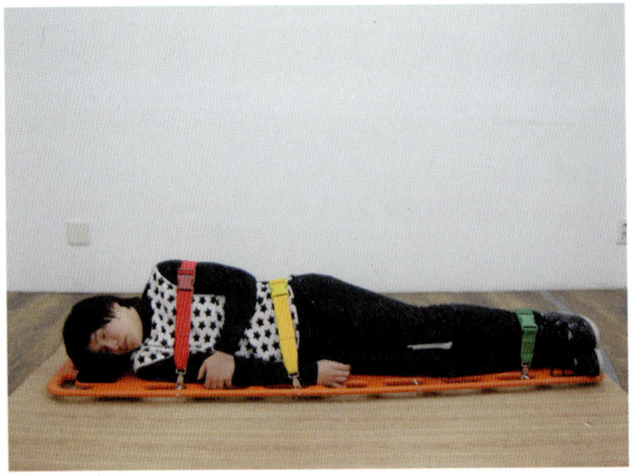

그림 13-2 의식장애가 있는 뇌졸중 환자는 마비된 쪽을 아래로 하여 손상되지 않도록 고정한다.

④ 생체징후의 측정
⑤ 구강내 이물질 또는 타액의 흡입
⑥ 환자이송 준비 : 마비된 쪽을 아래로 위치시킨다(그림 13-2).
⑦ 이송 중 감시 : 기도유지, 호흡상태, 심박동수, 경련발생 유무

2. 당뇨병(Diabete mellitus : DM)

당뇨병(diabete mellitus)은 인슐린(insulin)의 절대적 또는 상대적인 결핍에 의하여 에너지원으로서의 당(glucose)을 적절히 사용하지 못해서 발생하는 질병을 말한다. 인슐린은 췌장이 있는 랑거한스섬의 β-세포라 불리는 특수한 세포에서 생성되는 호르몬이다. 인슐린의 기능은 세포내로 당이 들어가도록 하는 것이다. 인슐린의 양이 부족하여 세포내로 들어가지 못한 당은 혈액내에 축적되어 점차적으로 높은 농도를 유지하게 된다. 혈액내의 당의 농도가 높아지면(정상의 3배정도) 당은 신장을 통해 배설되어 당과 수분의 과다한 손실을 초래한다. 이러한 결과로 당뇨의 전형적인 증상인 "3다증상"이 나타나게 된다.

※ 3다증상 : 다뇨증(polyuria)
다음(갈)증(polydipsia)
다식증(polyphagia)

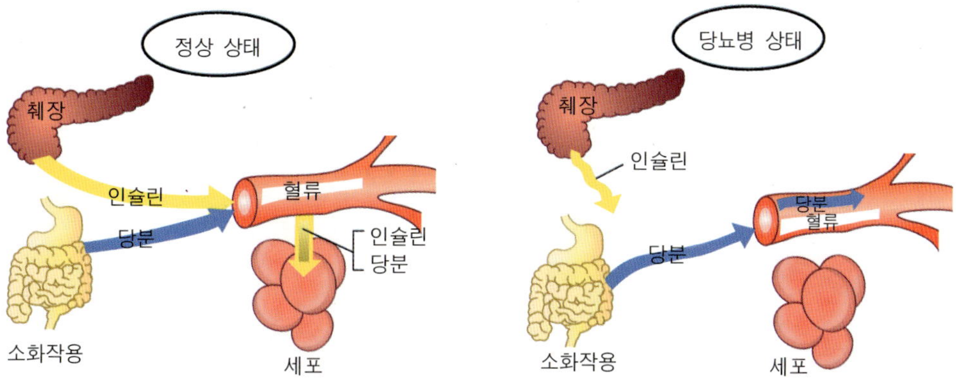

A. 고혈당증은 체내 인슐린의 부족으로 혈액 내 당분이 증가하여 발생한다.

B. 저혈당증은 체내 인슐린이 많아져 혈액 내 당분의 부족으로 발생한다.

그림 13-3 **당뇨병**

당뇨가 있는 환자는 소변에서 당과 아세톤이 검출되는지 매일 확인하여야 하고 항상 균형 있는 식사와 인슐린의 양을 조절해야 한다.

1) 당뇨성 혼수(Diabetic coma)

(1) 원인

① 혈당증가에 의한 수분배설
② 수분섭취의 장애
③ 감염, 설사 등에 의한 탈수
④ 인슐린의 절대량 부족에 의한 지방대사 증가

(2) 증상

① 과호흡(빠르고 한숨과 같은 깊은 호흡)
② 탈수 또는 체액의 과다손실로 인한 건조한 피부와 움푹한 눈
③ 혈중 산(acid)에 의해 야기되는 호흡시의 달콤하고 향긋한 냄새(아세톤 향)가 난다.
④ 빠르고 약한 맥박

⑤ 정상 또는 약간의 저혈압
⑥ 의식장애

(3) 응급처치

수액 및 인슐린 투여 등의 처치가 필요하므로 즉시 환자를 응급센터로 이송한다.

2) 저혈당증(인슐린 쇼크)

(1) 원인

너무 많은 인슐린이 투여된 경우, 적절한 용량의 인슐린이 투여되었으나 식사를 거르거나 적게 한 경우 또는 과다한 운동으로 혈액내의 유용한 당을 모두 소비한 경우 발생한다.

당뇨성혼수와 저혈당 쇼크의 구별법

감별소견	비교항목	당뇨병 혼수	저혈당성(인슐린)쇼크
병력	음식물섭취 인슐린 투여 발생양상 피부 감염	과다 부족 서서히 진행 따뜻하고 건조 이차감염이 흔하다.	부족 과다 급속히 발생 창백하고 축축 관계없다
위장관증상	목마름 배고픔 구토	대부분이 호소 없음 흔히 발생	없음 대부분이 호소 드물다
소변검사소견	당 아세톤	검출됨 검출됨	검출되지 않음 검출되지 않음
신경계증상	두통 의식	없음 불안, 초조	있음 경련, 혼수
심혈관계증상	혈압 맥박	저혈압 빠르고 약하다	정상 정상 또는 빠르고 강하다
호흡계증상	호흡 호흡시 냄새	과호흡 달콤한 과일냄새	정상 또는 약간 빠름 없다
치료에 대한 반응		점진적으로 회복	당 투여 후 즉시 호전

(2) 증상

① 정상 또는 빠른 호흡
② 창백하고 촉촉한 피부
③ 발한(diaphoresis)
④ 현훈과 두통
⑤ 손떨림
⑥ 실신, 발작, 혼수
⑦ 비정상적인 행동
⑧ 배고픔

(3) 응급처치

① 의식 있는 환자에게는 각설탕, 가루설탕, 꿀, 과일시럽, 사탕, 음료수 등을 먹이면 수분 내 증상이 호전된다.
② 의식이 없는 환자는 응급의료센터로 신속히 이송하여 정맥주사를 통하여 정맥내로 당을 투여하도록 한다.

※ 당뇨성 혼수와 저혈당성 쇼크가 판단이 힘들다면 최종 진단이 당뇨성 혼수라 해도 당을 투여한다. 이유로는 저혈당이 즉시 치료되지 않으면 뇌의 손상이 급격히 진행되어 영구적인 뇌의 장애가 발생하거나 사망에 이를 수 있기 때문이다.

※ 당뇨성 혼수인지 저혈당성 쇼크인지 구별하기 위해서는 다음의 질문을 한다.
① 오늘 식사하셨습니까?
② 오늘은 인슐린을 투여했습니까?
환자가 식사를 하고 인슐린을 투여하지 않았다면 - 당뇨성 혼수
환자가 인슐린 투여하고 식사를 안했다면 - 저혈당성 쇼크

3. 간질(Epilepsy)

간질은 재발성 발작이 특징이며, 인구 200명중 한명정도가 이에 속한다. 간질은 약물로서 조절할 수 있는데 약물치료를 받지 않거나 약물로 조절되지 않으면 간질 발작이 일어난다.

1) 원인

간질은 뇌종양, 뇌졸중, 중추신경계의 감염, 발열, 유전의 결과로서 발생할 수 있다. 발작은 뇌에 비정상적으로 전기 작용을 일으키는 부분이 있기 때문이며 간질을 일으키는 뇌조직의 전기 작용이 전체의 노로 전달되어 심한 전신근육의 수축과 의식장애를 유발한다.

간질발작 후에는 수면 상태에 빠지거나 무의식상태가 뒤따를 수 있지만, 발작 환자는 모두 간질 환자라는 등식은 성립되지 않는다. 간질 이외에도 다른 질환에 의하여 발작이 생길 수 있으나 이러한 경우에는 발작을 일으킨 원인이나 질환이 치유되면 발작은 자연히 없어진다.

2) 발작(seizure)의 분류

(1) 전신발작(경련성 또는 경직성-강직성 발작)

대부분 뇌가 발작에 영향을 받는다. 전신발작은 3가지 단계로 구분되는데 전조(aura), 경련, 발작 후 상태이다. 전조란 발작에 의한 경련이 발생하기 전에 환자가 무엇인가 발생할 것 같은 느낌이 전해지는 것이다. 형태로는 이상한 소리, 근육경련, 독특한 냄새, 현기증이나 불안감 등이며 곧 발작이 시작된다는 경고이다.

전조가 몇 초간 지속되다가 경련이 뒤따르게 되는데 이때 주의할 점은 경련 중 턱근육이 수축을 하는데 혀나 입술을 물어뜯는 수가 종종 발생한다는 것이다. 또한 경련 중에는 장이나 방광의 조절능력이 상실되어 무의식적인 방뇨, 방분이 발생할 수 있다.

이러한 계속적인 경직성 근육수축(tonic muscular contraction)은 몸이 뻣뻣해지므로 기묘한 체형을 나타내며 수 분간 지속된다.

강직성 근육수축이나 강직은 경직성 근육수축이 끝나고 나면 이어서 발생한다.

발작 후 상태는 10~30분간 지속되는데 환자는 의식이 없고 기도는 점액, 토물, 이완된 인두 근육에 막혀 호흡이 늦어질 수 있다.

(2) 부분발작

국속적인 뇌 부위에서의 전기 작용이다. 발작은 하나이상의 사지와 신체의 한 부분에 국한되며 이것을 "단순부분발작"이라 한다. 형태로는 의식이 모호하고 씹는 표정이나 옷을 매만지는 행동, 목적 없이 걸어 다니거나 중얼거리는 행동을 한다.

3) 응급처치

① 신체 손상을 방지하기 위해 주변에 손상을 줄 수 있는 기물을 치우고 환자를 눕힌다.
② 경련이 끝나면 기도를 유지하기 위해 회복자세를 취해준다.
③ 구토물 또는 분비물의 흡인을 방지한다. 산소를 공급한다.
④ 발작 중에 발생한 신체손상을 확인한다.
⑤ 응급의료기관(119)에 연락한다.
⑥ 환자를 응급센터로 이송한다.
※ 주의할 점 : 환자는 발작 후에 심리적으로 매우 불안하기 때문에 안심시켜 주어야 하며 절대 주의사람들의 시선을 받지 않도록 주의한다.

4. 소아 응급

성인에게는 잘 발생하지 않은 응급질환이 소아에게서 발생하여 생명을 위협하는 응급한 상황을 유발하는 경우가 종종 있다.

그 종류로는 고열, 복통, 전염병, 급성영아사망증후군 등이 있다.

1) 고열(High fever)

소아는 성안과는 달리 감염질환 등에 의하여 쉽게 고열이 발생한다. 또한 성인에게는 39.4℃ 이상의 고열이 발생하는 경우가 드물지만 소아에게는 비교적 흔하다. 발열이란 감염에 대한 인체의 반응이므로 고열 자체는 질환이 아니다.

고열이 있는 소아의 약 5%는 열성경련(febrile convulsion)을 일으킨다. 열성경련은 발작 지속시간이 짧고 위험스럽지 않으며, 기도유지 이외에 특별한 치료는 필요 없다.

또 소아에서는 열사병(heat stroke)에 의한 고열이 발생하는 경우가 있다. 그 예로 햇빛에 오랫동안 노출된 아이, 지나치게 따뜻하고 통기가 불량한 방에서 생활하는 아이, 밀폐된 차내에 오래 둔 아이 등에서 쉽게 발생한다.

열사병의 처치로는 아이의 체온을 떨어뜨리는 것이 가장 중요하므로, 옷을 벗기고 시원하게 해주면서 신속히 응급실로 옮긴다. 차갑게 젖은 시트를 아이에게 감싸주면 체온을 빨리 떨어뜨리는데 도움을 준다.

고열이 아니더라도 발열과 연관되어 경련을 유발할 수 있는 중요한 원인으로는 뇌막염이 있다. 뇌막염이란 두뇌와 척수를 감싸고 있는 뇌막에 바이러스 또는 세균에 의하여 감염이 발생하는 것을 말한다.

증상으로는 두통, 경부경직, 경련 등이 나타나기 전에 인후통이나 상부호흡기 감염과 같은 증상이 선행된다. 치료를 위해 신속하게 응급실로 이송시킨다.

2) 복통(Abdomen pain)

소아에서 복통의 가장 흔한 원인은 급성충수돌기염이다. 학동기의 어린이에서 진행성의 복통의 병력을 가지면 일단 급성충수돌기염을 의심하여야 한다.

(1) 증상

배꼽부위에서 시작하고 꼬이는 듯한 통증이 있다. 시간이 지남에 따라 통증의 위치는 우측 하복부로 이동하면서 점차 심해진다. 헛구역질이 나오고 식욕이 없어지며 구토가 있을 수 있다. 복통을 호소하지 못하는 영유아는 자꾸 보채게 되며 발열이 나타난다.

영・유아기에서 발생하는 급성충수돌기염의 특징은 바이러스성 혹은 세균성 위장관염과 거의 비슷함으로 오진되거나 진단이 지연될 수 있다.

(2) 처치

복통을 호소하는 어린이의 증상의 경중에 관계없이 응급실로 이송하여 원인을 규명해 내도록 한다.

3) 전염병(Infectious disease)

소아에서의 전염병은 쉽게 파악해 낼 수 있다. 홍역, 충진, 수두 등은 특징적인 형태의 발진을 나타낸다. 볼거리는 귀 바로 앞쪽에 있는 이하선의 팽윤과 압통이 나타난다. 처치로는 이러한 전염병을 가진 환아가 발생하면 병원에 감염사실을 통보하여야 한다. 소아가 열을 발진이 있다면 접촉하기 전 감염을 막기 위하여 장갑을 착용하여 처치원의 안전을 확보하여야 한다.

4) 급성영아사망증후군(Sudden infant death syndrome : SIDS)

급성영아사망증후군의 정확한 원인은 잘 알려져 있지 않지만 바이러스 감염으로 예상할 수 있다. 또한 이것은 건강한 유아가 감가는 동안에 발생하므로 “어린이 침대 사망(crib death)”이라고도 불린다. 이미 심정지가 발생하였더라도 아이를 살리기 위해 최선의 노력을 다해야 한다.

chapter 14

환자이송

제14장 환자이송

환자의 이송은 현장에서의 응급처치 과정 중 마지막 단계에 해당된다. 아무리 응급처치를 잘 했더라도 운반 과정이 적절하지 못하다면 환자의 상태를 악화시킬 수 있다.

구급차가 현장에 도착하기 전에 환자의 이송은 가급적 피하는 것이 좋다. 교통사고, 추락사고 등 외상에 의해 척추손상이 의심되는 환자는 부상을 악화시킬 수도 있기에 필요한 응급처치를 하고 구급차를 기다리는 것이 좋다.

그러나 현장의 상황이 위험(화재, 건물붕괴, 폭발 등)하여 구조자와 부상자의 안전을 확보하기 어렵다고 판단되면 응급처치를 하지 않은 상태에서도 다른 곳으로 옮길 수도 있다.

위와 같은 상황을 제외하고는 환자 및 부상자를 옮기지 않고 현장에서 응급처치를 한 후 구급차를 기다리는 것이 2차 손상을 예방하는데 도움이 된다.

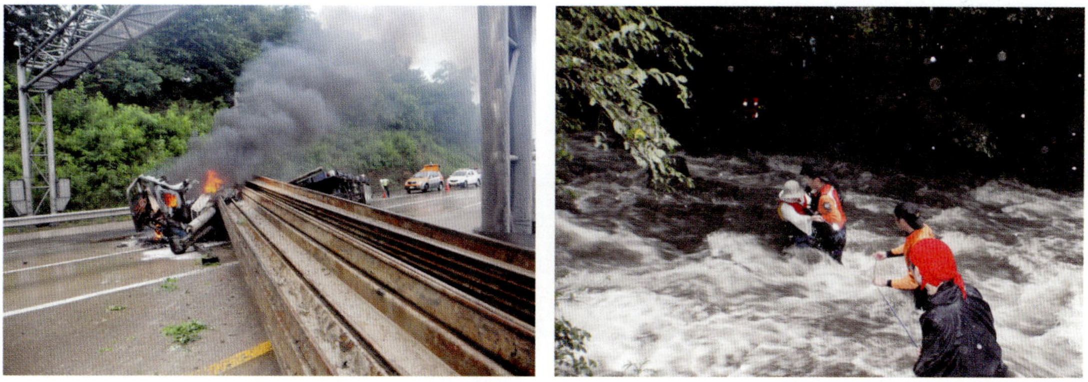

그림 14-1 위험한 사고 현장

1. 이송을 위한 준비사항

① 필요한 응급처치를 모두 마쳤는지 확인한다.
② 이송 방법 결정 - 환자의 상태에 맞춰 결정한다.
③ 필요한 도구와 이송에 필요한 인원을 확보한다.
- 현장에서 구할 수 있는 물품을 이용하고 주변사람에게 협조를 구한다.

2. 이송방법

1인 운반 - 업기법, 안기법, 부축법, 소방관법(어깨법), 윗 옷을 잡고 끌거나 다리를 끄는 법(그림 14-2, 3).

2인 운반 - 의자법, 손을 이용한 의자법, 전후 들기, 2인 부축법(그림 14-4, 5, 6).

3인 운반 - 들것에 옮기기 위해 또는 짧은 거리를 이동하기 위해서 사용한다. 환자를 떨어뜨리지 않기 위해 환자 및 부상자 신체의 앞 부분을 처치원의 가슴과 닿도록 껴안고 제1처치원의 구령에 따라 시행한다(그림 14-7).

들것 운반 - 보통 4인이 하는 것이 효과적이다(그림 14-8, 9).

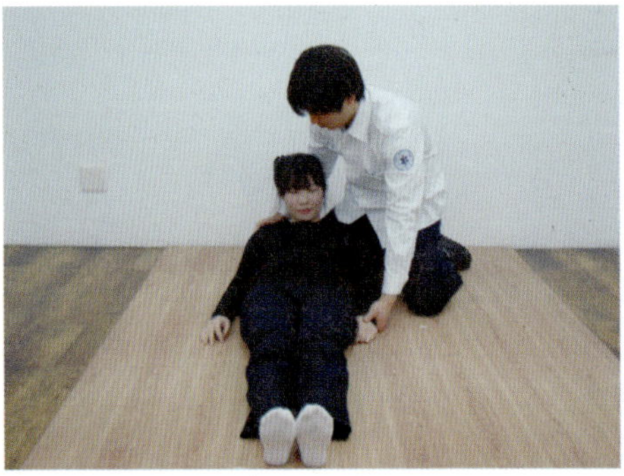

a. 목을 받치며 천천히 일으킨다.

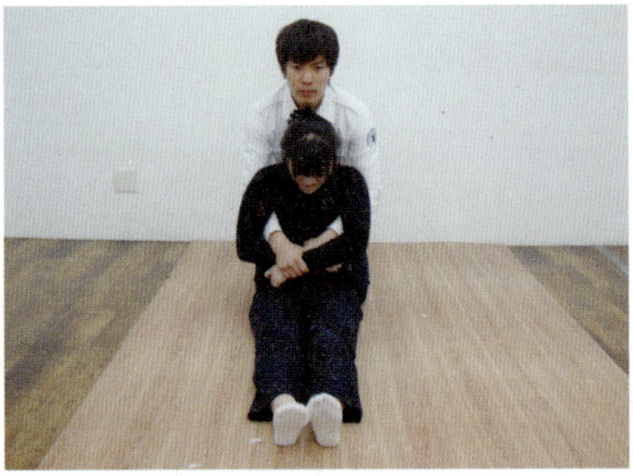

b. 뒤에서 껴안으며 손목을 잡는다.

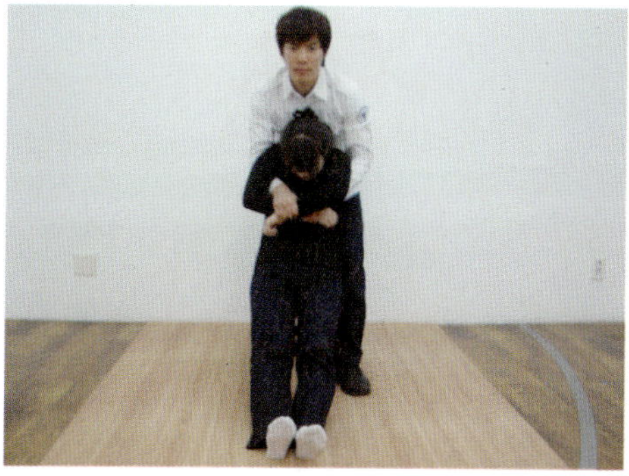

c. 천천히 일어나며 환자를 세운다.

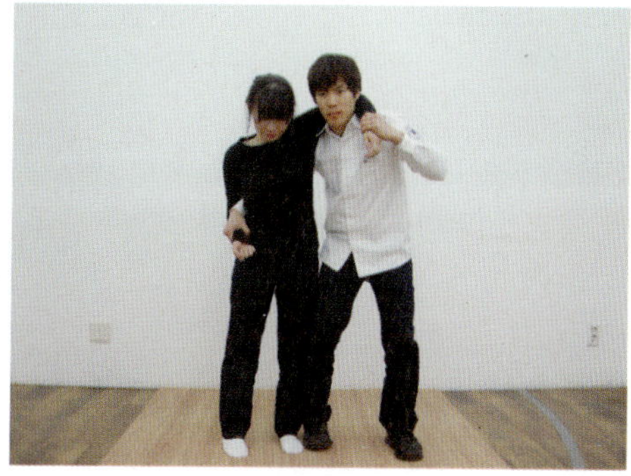

d. 어깨동무를 한다.

그림 14-2 쓰러져 있는 환자 세우기

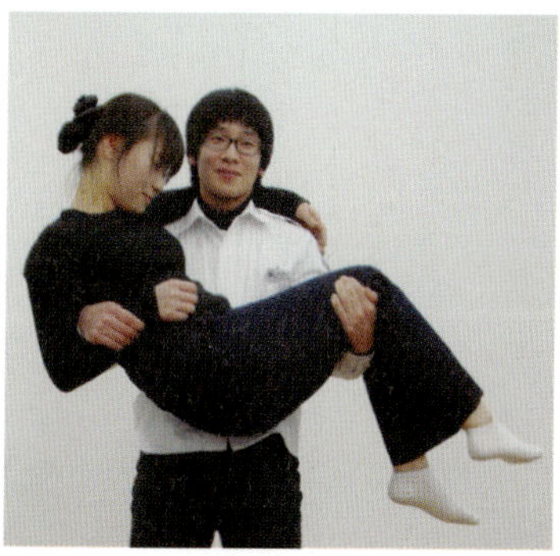

a. 안기법-짧은거리 이동, 바깥쪽 팔을 잡아 고정

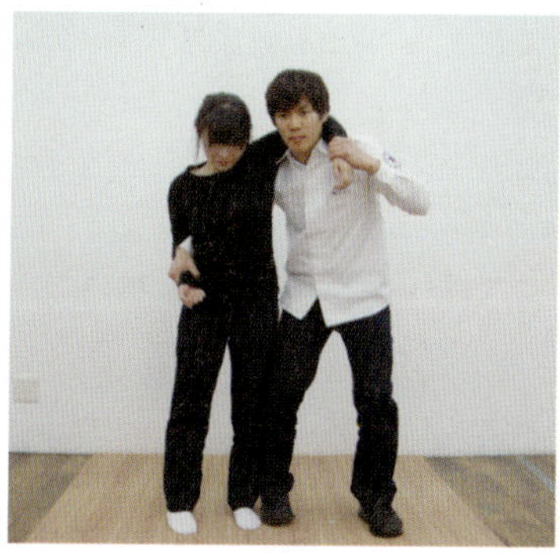

b. 1인 부축-어깨동무를 하고 이동

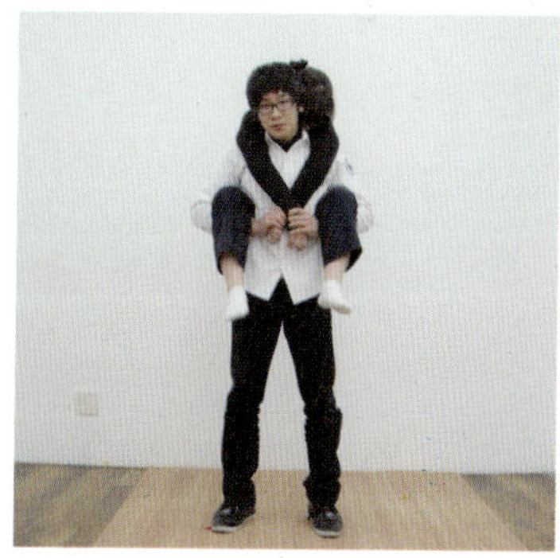

c. 업기법-환자의 팔을 "X"자로 하여 손을 잡으면 안전

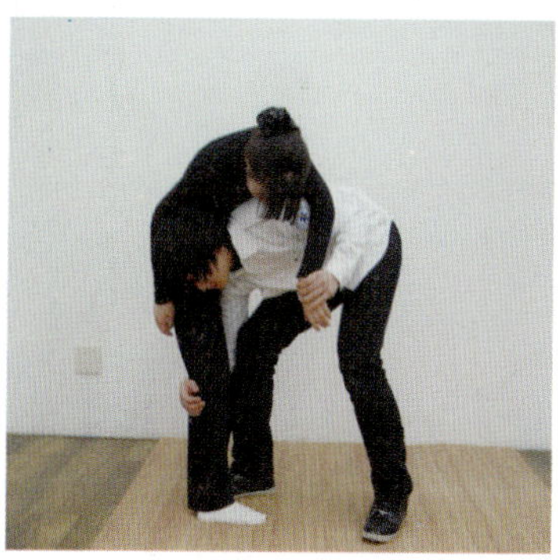

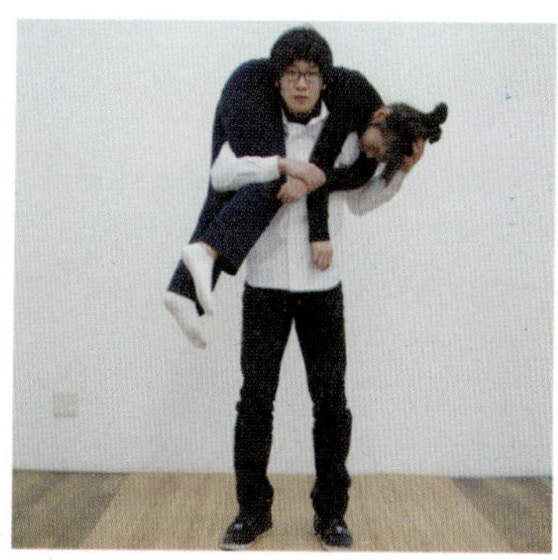

d. 어깨법-위험한 장소로부터 신속하게 구할 수 있다.

그림 14-3 1인 운반법

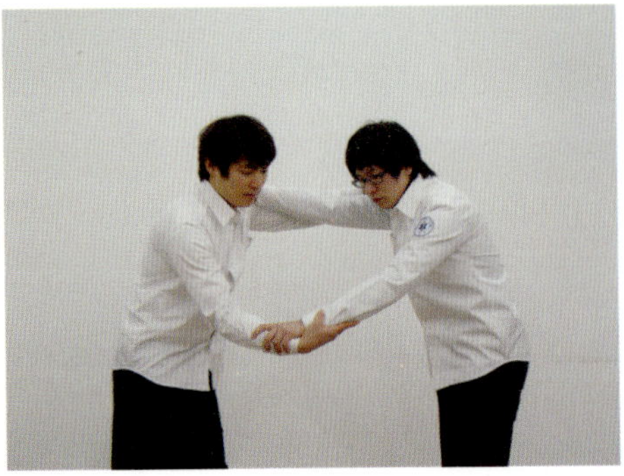

a. 처치원의 손목과 손목을 잡고 어깨동무를 한다.

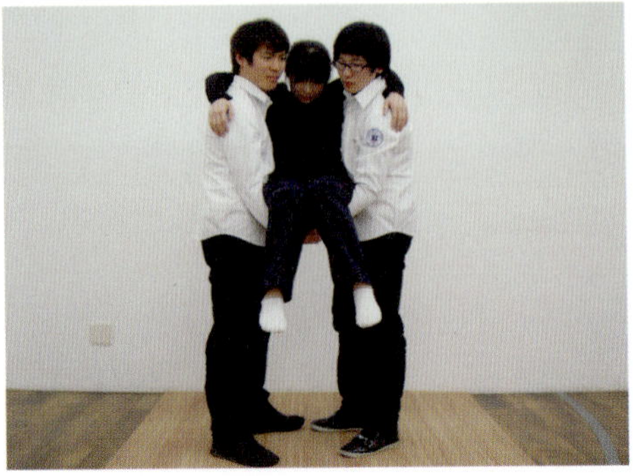

b. 환자의 팔은 어깨에 올리게 하고 손목위에 앉힌다.

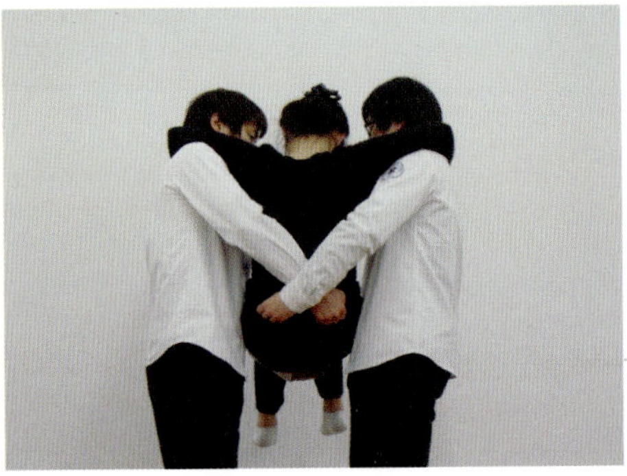

c. 환자의 허리띠 부위를 잡을 수도 있다.

그림 14-4 2인 손의자 운반법

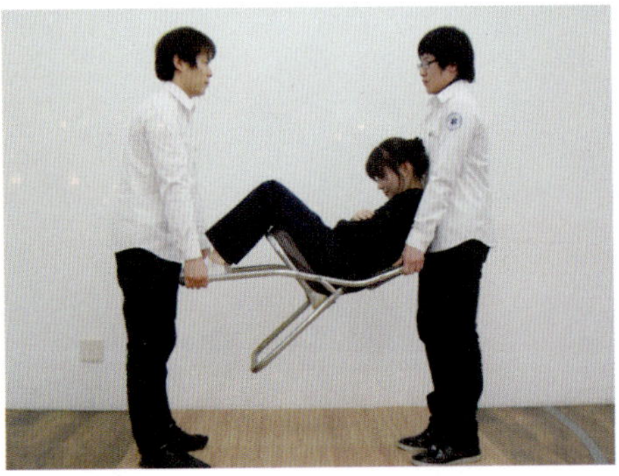

그림 14-5 의자를 이용한 방법

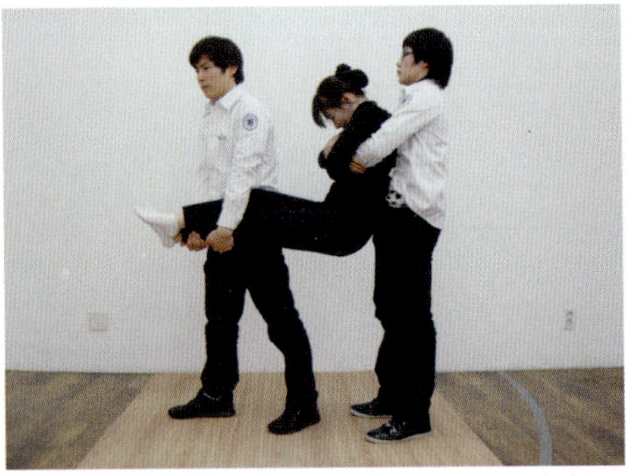

그림 14-6 특별한 손상이 없는 의식불명 환자를 구조할 때 이용한다.

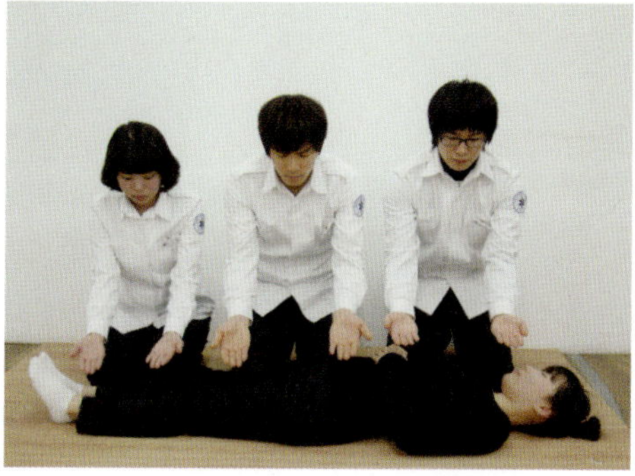

a. 손을 넣을 위치를 결정한다.

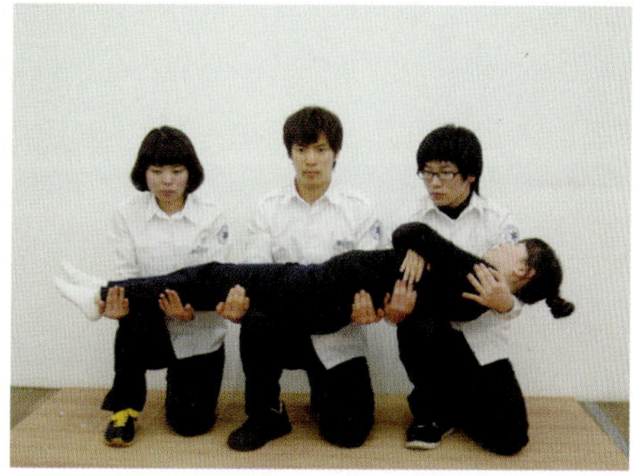

b. 손을 넣어 처치원 무릎위로 들어올린다.

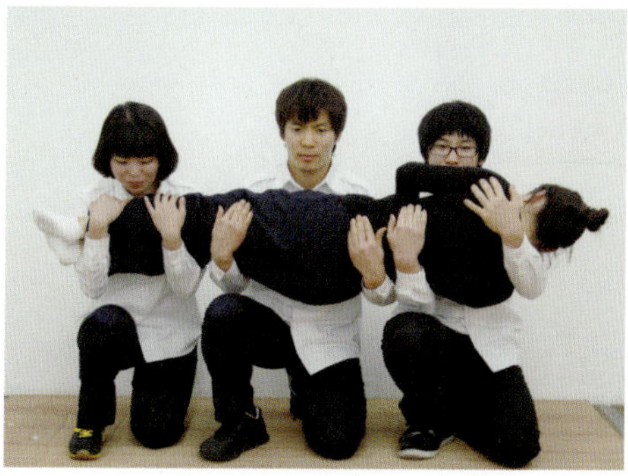

c. 환자 가슴이 처치원을 향하도록 한다.

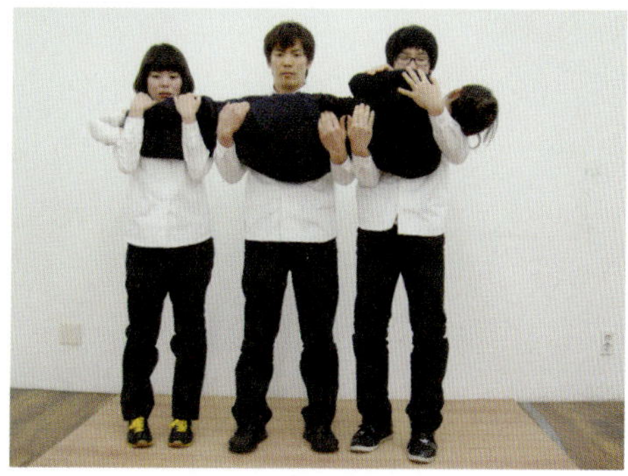

d. 구령에 맞춰 이동한다.

부상자를 들것에 옮길 때, 짧은 거리를 이동할 때 이용

그림 14-7 3인 운반

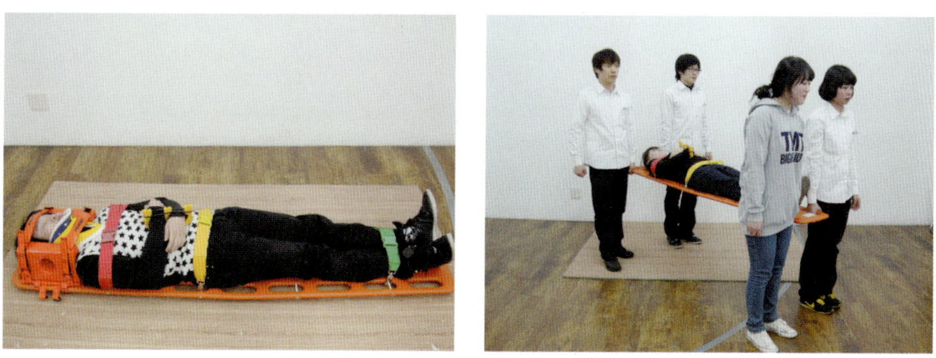

그림 14-8 긴 척추 고정판

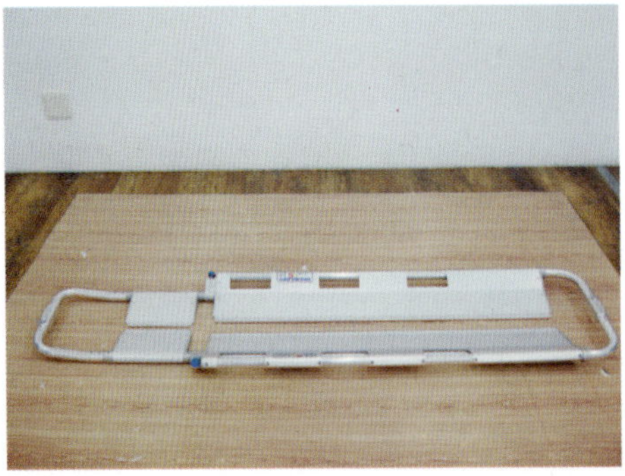

a. 환자의 신장에 맞춰 길이를 조정한다.

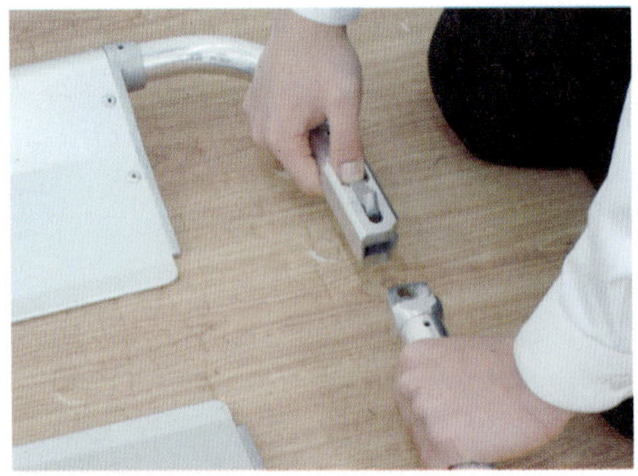

b. 위 · 아래 고리 이음쇄를 분리한다.

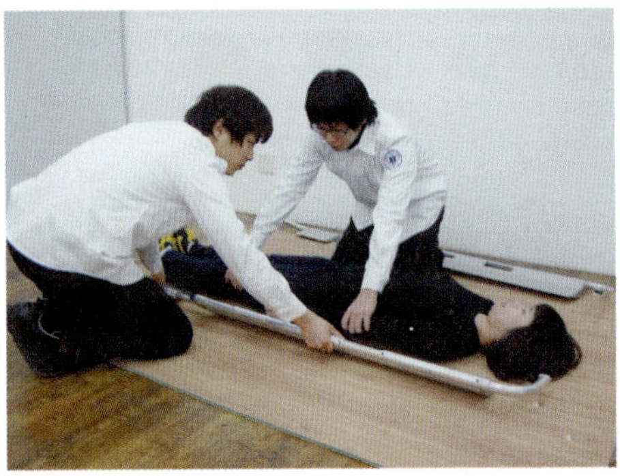

c. 들것의 한쪽을 밀어 넣는다.

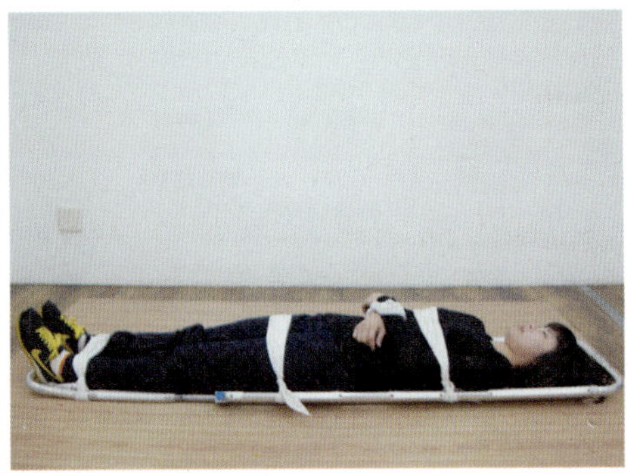

d. 환자를 올린 후 고정한다.

그림 14-9 분리형 들 것

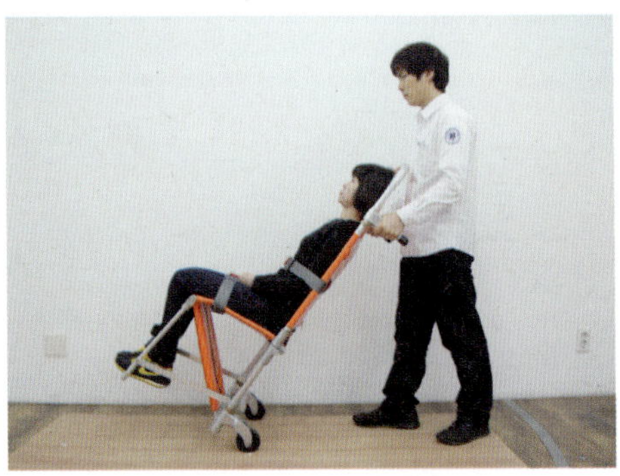

그림 14-10 아파트형 들 것

chapter 15

응급환자와의 상호관계

제15장 응급환자와의 상호관계

모든 응급상황에서는 환자와 가족뿐만이 아니라 최초반응자인 처치원에게도 뜻하지 않은 응급상황에 대한 불안한 마음이 앞서 정확한 사태파악을 못하는 경우가 종종 있다. 특히 최초 반응자가 발견한 환자의 상태를 평가하고 응급처치를 신속히 하기 위해서는 환자 및 보호자와의 상호간에 협조가 절대적으로 필요하다. 먼저 환자에게 접근 시 내가 누구인지 그리고 앞으로 무엇을 어떻게 할 것인지에 대해 환자가 알아들을 수 있도록 설명을 한다(그림 15-1·).

1. 의사전달 방법

① 환자의 눈을 보면서 접근한다.
② 가볍게 행동하지 말고 신뢰감을 줄 수 있도록 정중하게 행동한다.
③ 최초반응자의 신분을 밝힌다.
④ 환자에게 현재의 상황과 무엇을 하려는 지를 설명하고 동의를 구한다.
⑤ 환자의 긴장을 풀어주고 편안한 환경을 만들어준다.

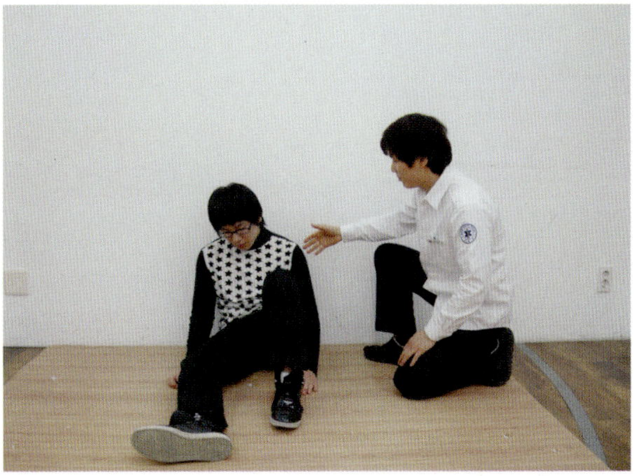

그림 15-1 환자에게 말을 걸때는 신분을 밝히며 상황을 설명하고 동의를 구한다.

2. 어린이 응급환자

모든 사람들이 응급상황에 접하면 불안과 공포감을 느끼는데 특히 어린이의 경우에는 성인보다 불안과 공포감이 더욱 심하다. 대부분 어디가 아프냐고 물어보아도 무서움과 아프다는 생각이 앞서 대답보다는 울음으로 대답을 대신하는 경우가 많다. 처치원은 항상 어린이가 친근감을 느낄 수 있도록 다정하게 접근을 하고, 어린이가 좋아하는 물건을 갖게 하거나, 곁에 보호자나 친구가 있게 하여 마음을 진정시켜준다.

3. 노인 응급환자

환자에게 천천히 접근하면서 "어디가 편찮으십니까?" 라고 정중하게 물어본 후 환자가 스스로 대답할 수 있는 시간의 여유를 주어야 한다. 의식이 명료하다면 과거력이나 현재의 병력에 대해 정확하게 대답을 할 수 있다. 환자가 하는 이야기를 소홀히 넘기지 말고 경청하여야 한다. 치료를 거부하거나 비협조적일수도 있으므로 응급처치원은 침착한 마음으로 인내력을 가지고 진심으로 도움을 주려 한다는 것을 믿게 해야 한다.

4. 장애인 응급환자

1) 시작장애인

환자가 시각장애인 환자라면 환자와의 가벼운 육체적 접촉(어깨나 팔을 가볍게 잡는다)을 통해 환자에게 신뢰감을 줄 수 있다. 다른 환자들보다는 현재 상황과 앞으로 무엇을 하려는 지를 자세하게 설명해주어야 한다. 스스로 걸을 수 있는 경우에는 환자에게 처치원의 팔을 잡게 하고 길을 안내하여 이송한다.

2) 청각장애인

청각장애인은 상대방이 말할 때 의 입술 움직임을 보고 무슨 말을 하는지 이해하는 경우가 많으므로 처치원은 환자의 얼굴이나 정면을 바라보는 사제로 천천히 말해야 한다.

말을 할 때에는 입술을 가리지 않은 상태로 정확하게 한다. 손에 부상이 없어 글을 쓸 수 있다면 필기도구를 준비하다. 또, 처치원이 청각장애인의 언어인 수화를 알고 있다면 간단한 수화로 질문을 하여 상태조사를 할 수 있다.

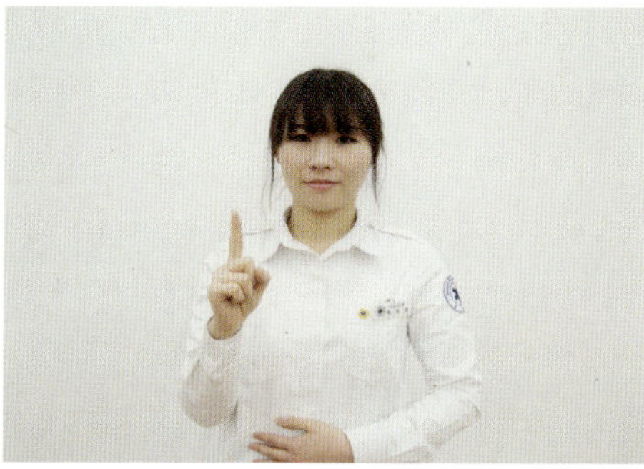

a. 어디가(손가락을 좌우로)

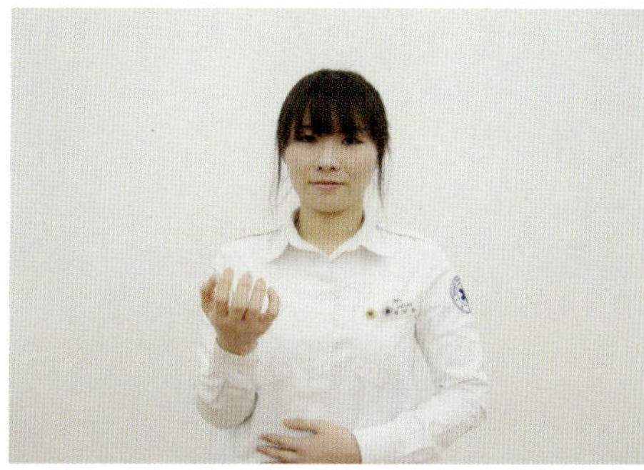

b. 아프다(손가락을 접은 상태-좌우로)

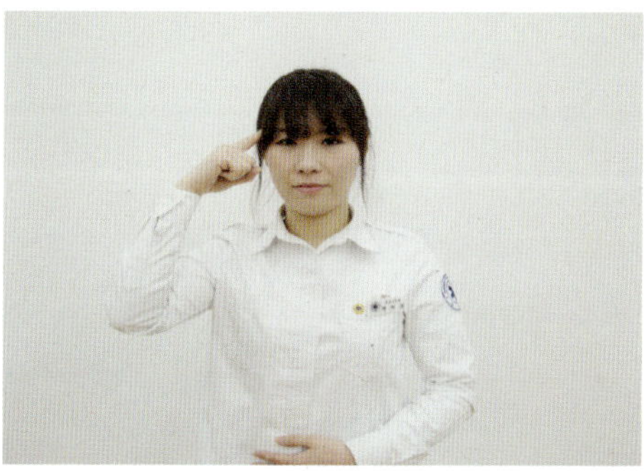

c-1.

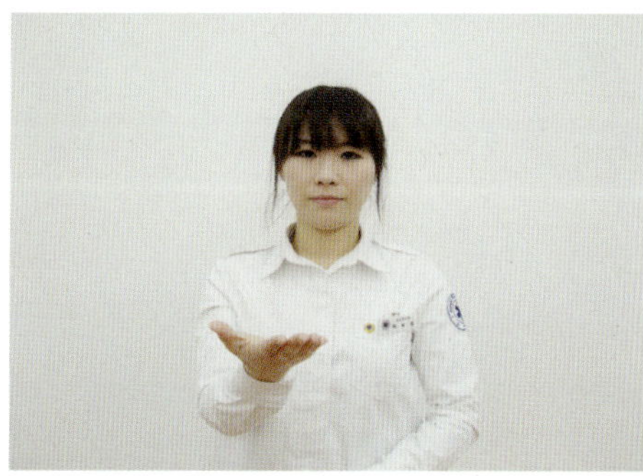

c-2

~입니까?(손가락을 눈썹 옆에 댄 후 손을 펴서 앞으로)

a~c. 어디가 아프십니까?

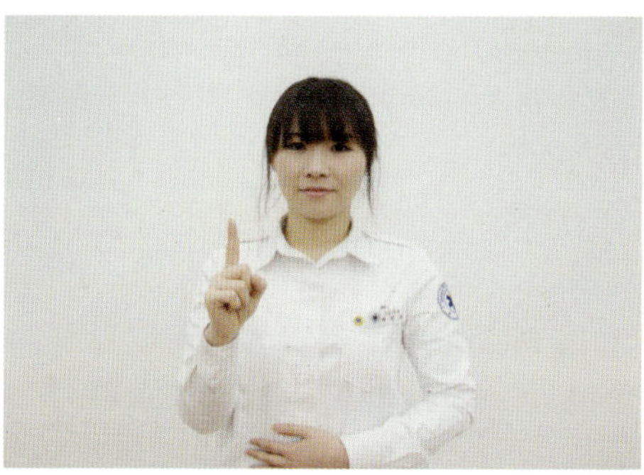

d. 무엇을(손가락을 좌우로)

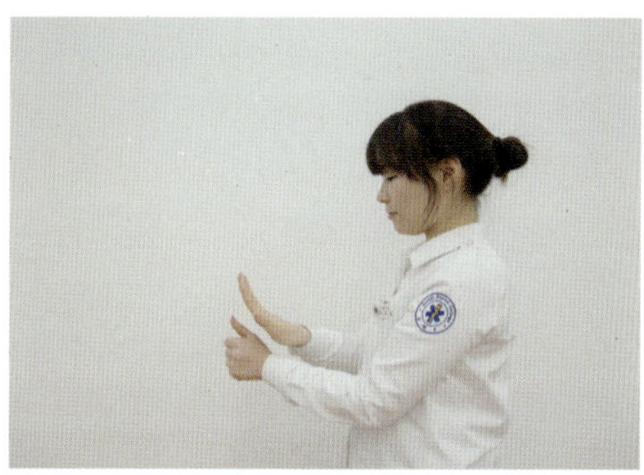

e. 도와주다(오른손을 앞뒤로)

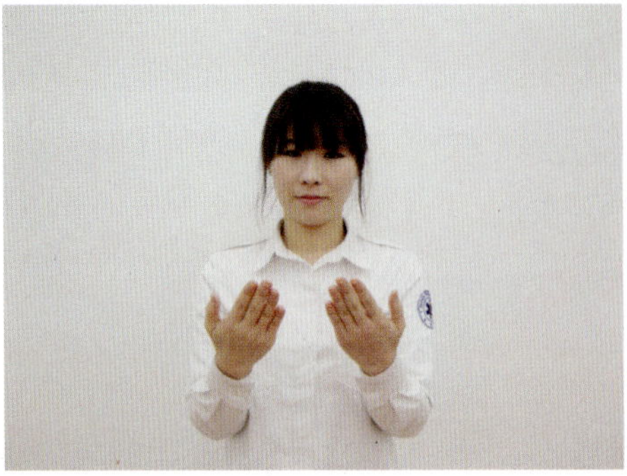

f-1.

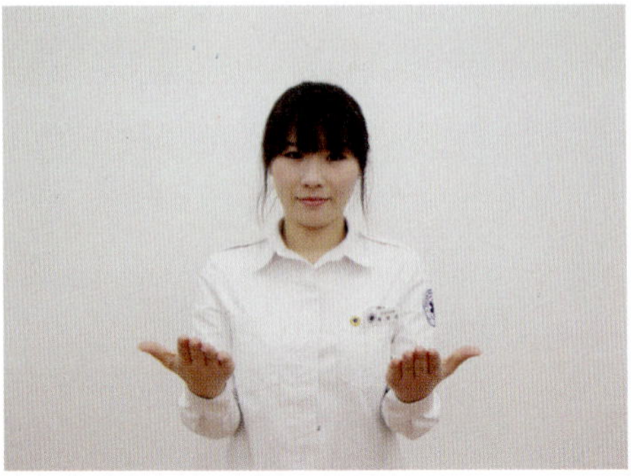

f-2

주다, 드리다

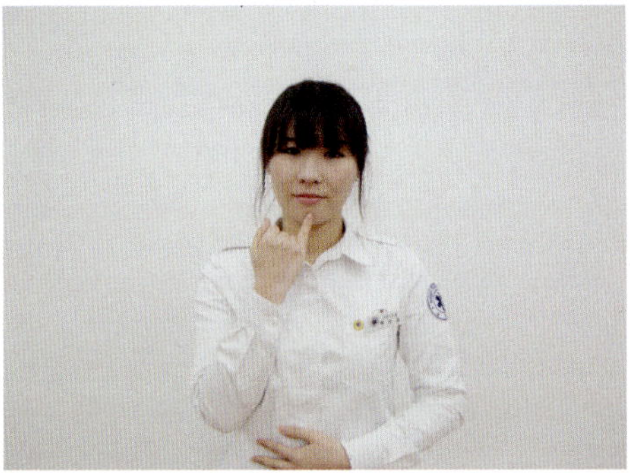

g. 괜찮으십니까?, 괜찮다

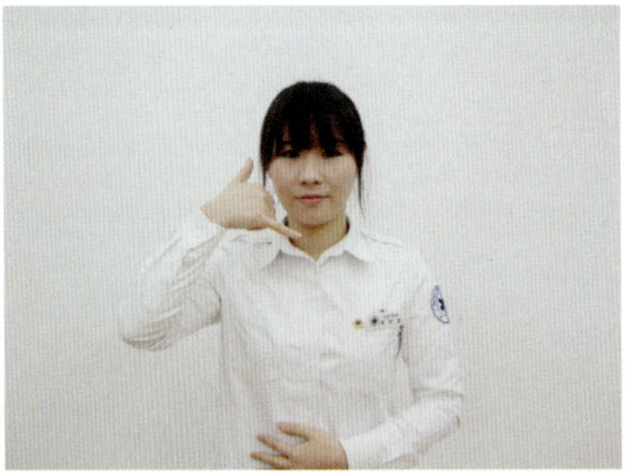

h. 전화

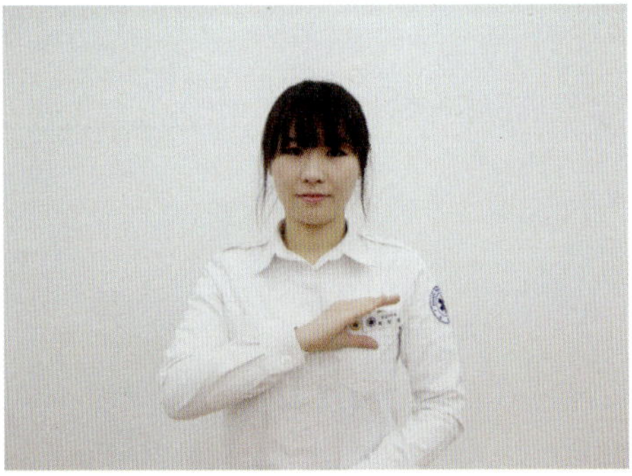

I. 이름

그림 15-2 **수화**

부록

부록. 꼭 알아야 할 응급의료법률

제1조 (목적)

이 법은 국민들이 응급상황에서 신속하고 적절한 응급의료를 받을 수 있도록 응급의료에 관한 국민의 권리와 의무, 국가 · 지방자치단체의 책임, 응급의료제공자의 책임과 권리를 정하고 응급의료자원의 효율적 관리에 필요한 사항을 규정함으로써 응급환자의 생명과 건강을 보호하고 국민의료를 적정하게 함을 목적으로 한다.

제2조 (정의) 이 법에서 사용하는 용어의 정의는 다음과 같다.

1. "응급환자" 란 질병, 분만, 각종사고 및 재해로 인한 부상이나 그 밖의 위급한 상태로 인하여 즉시 필요한 응급처치를 받지 아니하면 생명을 보존할 수 없거나 심신에 중대한 위해가 발생할 가능성이 있는 환자 또는 이에 준하는 사람으로서 보건복지부령으로 정하는 사람을 말한다.
2. "응급의료" 란 응급환자가 발생한 때부터 생명의 위험에서 회복되거나 심신상의 중대한 위해가 제거되기까지의 과정에서 응급환자를 위하여 하는 상담 · 구조 · 이송 · 응급처치 및 진료 등의 진료 등의 조치를 말한다.
3. "응급처치" 란 응급의료행위의 하나로서 응급환자의 기도를 확보하고 심장박동의 회복, 그 밖에 생명의 위험이나 증상의 현저한 악화를 방지하기 위하여 긴급히 필요로 하는 처치를 말한다.
4. "응급의료종사자" 란 관계 법령에서 정하는 바에 따라 취득한 면허 또는 자격의 범위에서 응급환자에 대한 응급의료를 제공하는 의료인과 응급구조사를 말한다.
5. "응급의료기관" 이란 의료법 제3조에 따른 의료기관 중에서 이 법에 따라 지정된 중앙응급의료센터, 권역응급의료센터, 전문응급의료센터, 지역응급의료센터 및 지역응급의료기관을 말한다.
6. "구급차등" 이란 응급환자의 이송 등 응급의료의 목적에 이용되는 자동차, 선박 및 항공기 등의 이송수단을 말한다.
7. "응급의료기관등" 이란 응급의료기관, 구급차 등의 운용자 및 응급의료정보센터를 말한다.

8. “응급환자이송업” 이란 구급차 등을 이용하여 응급환자 등을 이송하는 업을 말한다.

제3조 (응급의료를 받을 권리)

모든 국민은 성별, 나이, 민족, 종교, 사회적 신분 또는 경제적 사정 등을 이유로 차별 받지 아니하고 응급의료를 받을 권리를 가진다. 국내에 체류하고 있는 외국인도 또한 같다.〈개정 2011. 8. 4〉

제4조 (응급의료에 관한 알 권리)

① 모든 국민은 응급상황에서의 응급처치 요령, 응급의료기관등의 안내 등 기본적인 대응방법을 알 권리가 있으며, 국가와 지방자치단체는 그에 대한 교육·홍보 등 필요한 조치를 마련하여야 한다.
② 모든 국민은 국가나 지방자치단체의 응급의료에 대한 시책에 대하여 알 권리를 가진다.

제5조 (응급환자에 대한 신고 및 협조 의무)

① 누구든지 응급환자를 발견하면 즉시 응급의료기관등에 신고하여야 한다.
② 응급의료종사자가 응급의료를 위하여 필요한 협조를 요청하면 누구든지 적극 협조하여야 한다.

제5조의2 (선의의 응급의료에 대한 면책)

생명이 위급한 응급환자에게 다음 각 호의 어느 하나에 해당하는 응급의료 또는 응급처치를 제공하여 발생한 재산상 손해와 사상에 대하여 고의 또는 중대한 과실이 없는 경우 그 행위자는 민사책임과 상해에 대한 형사책임을 지지 아니하며 사망에 대한 형사책임은 감면한다.

1. 다음 각 목의 어느 하나에 해당하지 아니하는 자가 한 응급처치
   가. 응급의료종사자
   나. 선원법 제86조에 따른 선박의 응급처치 담당자, 119구조 · 구급에 관한 법률 제10조에 따른 구급대 등 다른 법령에 따라 응급처치 제공의무를 가진 자
2. 응급의료종사자가 업무수행중이 아닌 때 본인이 받은 면허 또는 자격의 범위에서 한 응급의료
3. 제1호 나목에 따른 응급처치 제공의무를 가진 자가 업무수행 중이 아닌 때에 한 응급처치

제47조의2 (심폐소생을 위한 응급장비의 구비의무)

① 다음 각 호의 어느 하나에 해당하는 시설 등에는 자동제세동기 등 심폐소생술을 할 수 있는 응급장비를 갖추어야 한다. 〈개정 2012. 2. 1〉
  1. 공공보건의료에 관한 법률 제2조 제3호에 따른 공공보건의료기관
  2. 119구조 · 구급에 관한 법률 제10조에 따른 구급대에서 운용 중인 구급차
  3. 항공법 제2조 제1호에 따른 항공기 중 항공운송사업에 사용되는 여객 항공기 및 같은 법 제2조 제7호에 따른 공항
  4. 철도산업발전 기본법 제3조 제4호에 따른 철도차량 중 객차
  5. 선박법 제1조의2에 따른 선박 중 총톤수 20톤 이상인 선박
  6. 대통령령으로 정하는 규모 이상의 건축법 제2조 제2항 제2호에 따른 공동주택
  7. 그 밖에 대통령령으로 정하는 다중이용시설

② 제1항에 따라 갖추어야 하는 응급장비의 관리 등에 필요한 사항은 보건복지부령으로 정한다.

[영] 제26조의2 (응급장비의 구비의무가 있는 다중이용시설) 법 제47조의2 제1항 제6호에 따른 다중이용시설은 다음 각 호의 어느 하나에 해당하는 시설로 한다.〈개정 2009. 12. 14〉

1. 철도역사(대도시권 광역교통관리에 관한 특별법에 따른 대도시권 광역철도 및 도시철도법에 따른 도시철도 구간 안에 있는 철도역사는 제외한다)의 대합실 중 연면적이 2천 제곱미터 이상이거나 전년도 일일 평균이용객수가 1만 명 이상인 대합실

2. 여객자동차 운수사업법 제2조 제5호에 따른 여객자동차터미널의 대합실 중 연면적이 2천 제곱미터 이상이거나 전년도 일일 평균이용객수가 3천 명 이상인 대합실
3. 항만법 제2조 제5호 나목(3)에 따른 대합실 중 연면적이 2천 제곱미터 이상이거나 전년도 일일 평균이용객수가 1천 명 이상인 대합실
4. 관광진흥법 제5조 제1항에 따른 카지노 시설 중 영업장의 전용면적이 2천 제곱미터이상인 카지노 시설
5. 한국마사회법 제4조에 따른 경마장
6. 경륜·경정법 제5조 제1항에 따른 경주장
7. 형의 집행 및 수용자의 처우에 관한 법률 제11조에 따른 교도소, 소년교도소 및 구치소, 출입국관리법 제2조 제12호에 따른 외국인 보호소, 소년원법에 따른 소년원
8. 체육시설의 설치·이용에 관한 법률 제5조에 따른 전문체육시설 중 총 관람석 수가 5천석 이상인 운동장 및 종합운동장
9. 중앙행정기관의 청사 중 보건복지부장관이 정하는 청사
10. 특별시·광역시·도 또는 특별자치도의 청사 중 보건복지부장관이 정하는 청사

찾아보기

INDEX

저 자

이창희(남서울대학교 응급구조학과)
기은영(서정대학교 응급구조과)
김은미(나사렛대학교 응급구조학과)
이숙희(창원문성대학교 간호과)
이영석(경북전문대학교 경찰경호행정계열)
정준호(남서울대학교 응급구조학과)
엄기매(여주대학교 물리치료과)
김상수(대구보건대학교 물리치료과)
명형옥(포항대학교 응급구조과)
이슬기(백석대학교 응급구조학과)
이태훈(남서울대학교 응급구조학과)
지현경(백석대학교 응급구조학과)

현장응급처치

2013년 6월 20일 초판인쇄
2013년 6월 30일 초판발행

지은이 / 이창희, 엄기매, 기은영, 김상수, 김은미, 명형옥,
이숙희, 이슬기, 이영석, 이태훈, 정준호, 지현경
펴낸이 / 이상태
디자인 / 유서연
펴낸곳 / 청구문화사
주 소 / 120-831 서울특별시 서대문구 연희1동 436-1
전 화 / 02) 332-0541(代) 팩 스 / 02) 337-9577
등 록 / 1990년 11월 2일 제9-247호

가격 20,000원

ISBN 978-89-5616-554-7 93510